조용히 완벽하게
끝내는
다이어트

나는 살 빼러 부산 간다

조용히 완벽하게
끝내는
다이어트

나는 살 빼러 부산 간다

이상훈 지음

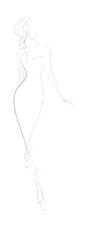

아마존북스

조용히 완벽하게 끝내는 다이어트

나는 살 빼러 부산 간다

초판 1쇄 인쇄   2018년 07월 20일
초판 1쇄 발행   2018년 07월 25일

지은이 이상훈
펴낸이 최화숙
기 획 엔터스코리아
편집인 유창언
펴낸곳 아마존북스

등록번호 제1994-000059호
출판등록 1994. 06. 09

주소 서울시 마포구 월드컵로8길 72, 3층-301호(서교동)
전화 02)335-7353~4
팩스 02)325-4305
이메일 pub95@hanmail.net/pub95@naver.com
ⓒ 이상훈 2018
ISBN 979-89-5775-185-5 13510
값 13,800원

다이어트를 시작하는 모든 이에게 용기가 되길 바라며

처음 다이어트에 관련된 책을 쓰려고 마음먹었을 때 참 많이 망설였습니다. 물론 이 책의 목적은 수많은 여성들과 더불어 살을 빼고 싶어 하는 모든 사람들에게 조금이나마 도움이 되겠다는 것이었지만, 오랜 시간 동안 다이어트와 관련된 상담을 해오면서 다이어트에 실패한 사람들이 얼마나 큰 상처를 받아왔는지를 누구보다 잘 알기 때문이었습니다. '예뻐지고 싶은데 실패했다'라는 단순한 문제를 넘어 자신감을 잃고, 자존감도 낮아지고, 우울증까지 앓게 된 수많은 케이스를 저는 실질적으로 접해왔으니까요. 그들과 함께하면서 다이어트는 단순히 체중을 감량하는 것을 넘어 개인의 행복을 지키고, 삶의 질을 높이는 일과도 직결된 것이라는 생각을 참 많이 하게 되었습니다.

그래서 이 책 또한 단순히 '어떻게 하면 살을 잘 뺄 수 있는가'에 대한 답을 적기보다는 이미 여러 번의 실패와 '평생 이 짓을 해야 하나' 하는 두려움 앞에 놓인 사람들의 마음을 위로해주고, 실제로 저를 찾아온 분들과 나눈 진솔한 이야기들을 통해 조금 더 쉽고 현실적인 대안을 제시해주려고 노력했습니다.

오래전에는 많이 먹지 못해서 병이 났지만, 이제는 많이 먹어서 탈이 나고 병이 나는 시대가 되었습니다. 우리의 몸은 항상 여러 가지 독소와 우리 몸에 유해한 환경 속에 놓여 있습니다. 자연스러운 아름다움을 역행할 수밖에 없는 다양한 선택지 속에 놓여 있는 셈입니다. 그 속에서 아름다움을 지켜내기란, 실은 참 어려운 일이에요. 게다가 바쁜 스케줄, 잦은 스트레스 때문에 세심하게 몸 구석구석을 돌보고 관리한다는 것은 어쩌면 특별한 사람들 혹은 시간과 여유가 많은 사람들이나 할 수 있는 일이라고 느껴지기도 하니까요.

비싼 돈을 들이거나 아주 빠른 시간 내에 할 수 있는 수많은 다이어트도, 끝내는 실패로 돌아가거나 걷잡을 수 없는 요요로 실패와 성공을 반복하는 경우를 수없이 보았습니다. 결국 그것은 정답이 될 수 없다는 얘기일 거예요. 물론 다이어트에 정답이 있는 것은 아니지만 우리의 목표가 단순히 '체중감량'이 아닌 '아름다움'을 지키기 위한 데 둔다면 그 답은 쉽게 찾을 수 있을 것입니다.

　아주 뻔한 이야기일 수도 있지만 저는 이 책을 열기에 앞서, 다이어트를 원하는 모든 이들에게 '교만함'과 '조급함'을 내려놓으라고 이야기하고 싶습니다. 살이 찌는 것은 매우 순식간에 일어나는 일이지만 살을 빼는 것은 좀처럼 쉽지 않습니다. 굶으면 당장은 살이 빠지겠지만 평생 굶으며 살 수 없기 때문에 단기간에 체중을 감량할 수 있다는 생각은 정말 교만한 생각입니다. 또한 살을 빼기만 하면 언제든 20대의 가장 아름다웠던 순간으로 돌아갈 수 있을 거라는 생각도 마찬가지입니다. '내가 살고 있는 오늘이 내 삶의 가장 젊은 날'이라는 말도 있듯 우리는 지금 이 시간에도 노화되어가고 있고, 젊음은 우리를 지나치고 있습니다. 그 시간을 의술로 붙잡는 것도 언젠가는 한계가 올 테고요. 가장 좋은 것은 늘 우리 몸에 대한 겸손한 마음가짐으로 화초를 가꾸듯 몸을 돌보고 가꾸려는 노력을 하는 것입니다. 내 몸에 좋은 것을 주고, 내 몸이 좋아하는 방향으로 조금씩 바꾸어나가는 것, 진정한 다이어트를 원하는 사람들에게는 이러한 마음가짐이 반드시 필요합니다.

그리고 절대 조급해하지 마세요. 여러분이 얼마나 많은 실패를 해왔는지, 또 얼마나 지금 답답한 마음인지 저는 누구보다 잘 알고 있습니다. 하지만 작은 실패를 반복하기보다는 조금 더디지만 영원히 변하지 않을 내 모습을 향해 나아가는 것이 더욱 중요합니다.

"원장님 말대로 하면 한 달에 10kg을 뺄 수 있나요?"

아니요. 그렇지 않습니다. 하지만 저와 함께한다면 여러분의 마음이 치유되고 언젠가는 원하는 몸을 얻고 그 몸으로 살아갈 수 있게 된다는 것은 약속드릴 수 있습니다.

이제 책을 열 준비가 되었나요?

여기에 나오는 모든 이야기는 곧 우리 모두의 이야기일 것입니

다. 부디 작은 용기와 희망이 되기를, 그래서 올해에는 꼭 다이어
트에 성공하기를 바라며.

부산에서,
이상훈

차례

Chapter 3 '여신환'과 함께하는 '여신'되기 12주 프로젝트

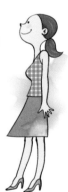

Chapter 4 평생 날씬하고 아름다운 몸으로 살기 위하여

Chapter 5 여신환 다이어트 치료사례

Chapter

1

다이어트가 잘 되는
마음 만들기

사람이 인생에서 가장 후회하는 어리석은 행동은
기회가 있을 때 저지르지 않은 행동이다.

- 헬렌 롤렌드(미국 영화배우)

01

스물일곱에 멈춰버린
당신의 아름다움에 대하여

책상 하나를 사이에 두고 앉은 여자는 "안녕하세요."라는 인사 교환 후 그렇게 5분 동안 아무 말이 없었습니다. 고도 비만은 아니었지만 오랫동안 여자들의 몸을 보아온 나로선 금세 그녀의 몸 곳곳에 숨은 살들이 보이긴 했죠. 하지만 소위 옷으로 잘 커버하면 그리 보기 싫을 정도는 아닌 모습이었어요. 아주 약간 한의학의 도움을 빌리고자 왔구나, 그저 그런 생각으로 가만히 앉아 그녀의 입이 열리길 기다리고 있었습니다.

잠시 후 긴 한숨을 내쉰 그녀는 제게 핸드폰 속에 있는 사진 하나를 내밀더군요.

"원장님. 이거 한번 봐주시겠어요?"

저는 얼떨결에 처음 본 여자의 핸드폰 속에 있는 또 다른 여자 한 명과 마주하게 되었습니다. 큰 키, 누가 봐도 늘씬한 몸매, 이목구비가 뚜렷한 여자는 다리가 훤히 들여다보이는 미니스커트를 입고 긴 머리카락을 뒤로 넘긴 채 바람을 맞으며 서 있더군요.

"진짜 예쁘네요. 그런데 누구……."

순간 저는 두 가지 생각이 약 3초의 간격을 두고 스쳐 지나가며 '아뿔싸!' 했습니다. 이 사진 속의 여자처럼 되고 싶다고 말하겠구나, 싶은 생각이 끝남과 동시에 '앗! 이분의 과거 사진이구나.' 하는 생각이 스친 겁니다. 급 수습을 하고 싶었지만 이미 때는 늦었고 초진기록지에 적힌 그녀의 생년월일을 보니 나이는 서른다섯, 딱 봐도 사진 속 여자는 이십 대였기에 나름대로 열심히 상황을 반전시키기 위해 노력했죠.

"아! 예전 모습이시구나! 지금도 예쁘신데 이십대 때는 정말 미인이셨네요! 하하하!"

그러나 그녀는 웃지 않았어요. 그리고 핸드폰을 덮으며 말했습니다.

"원장님…… 제가 어쩌다 이렇게 됐을까요?"

진심으로 그녀는 예쁜 얼굴을 가진 여자였고, 저는 충분히 그에 대해 이야기를 했지만 이미 심각한 우울상태에 빠진 그녀는 좀처럼 기분이 나아질 기미가 보이지 않았습니다. 저는 제 이야기를 하는 것보다는 그녀의 이야기를 들어주는 것이 나을 것 같아, 지난 몇 년 동안 그녀에게 일어난 여러 이야기들을 들어주기로 했죠.

그녀의 이야기는 대략 이랬습니다. 167센티미터, 48킬로그램. 대학에 다닐 때는 말할 필요도 없이 퀸카였겠죠. 전형적인 뽀얀 피부에 동그란 눈을 가진 매력적인 미모였으니까요. 스물일곱이 되며 물이 오른 미모는 젖살은 빠지고 아주 살짝 나잇살은 붙었으나 적당히 건강한 몸을 유지하며 인기가 하늘을 찔렀습니다. 어떤 옷을 입어도 척척, 술자리도 좋아하고 사람 만나기도 좋아하는 성격이지만 먹는 만큼 부지런히 움직이니 하루 세 끼를 꼬박 챙겨 먹어도 그리 살이 찌지 않았고요. 그렇게 그녀는, 사투리로 치면 꽤 '날리는'

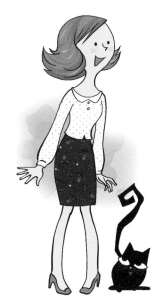

이십대를 보내고 서른 살이 넘어갑니다.

회사에선 대리라는 자리를 얻게 되고, 사무직이었던 그녀는 야근이 잦아지기 시작해요. 남자친구와 결혼 이야기가 오가며 집에 함께 있는 시간이 많아졌는데 곧잘 치킨에 맥주 한 잔을 즐기고, 늦게까지 놀다 라면을 끓여 먹는(가장 안 좋은) 식습관이 조금씩 자리 잡기 시작했습니다. 회사에선 5~6일 내내 피곤하게 지내다 보니, 주말에 하던 간단한 조깅 대신 낮잠을 자거나 스낵과 함께 텔레비전을 보는 일이 잦아졌다고 해요. 그래도 여전히 라인이 좋았기 때문에 '통통55'로서 사람들이 크게 알아보지 못할 정도로 살짝 올라붙은 살을 잘 커버하고 다녔다고요.

그런데 문제는 서른세 살이 되면서부터였다고 합니다. 배가 살살 나오기 시작했는데 그게 어느 날 갑자기 안 빠지더라는 거예요. 예전에는 밤에 아무리 많이 먹고 잠이 들어도, 아침에 일어나 화장실에 다녀오면 쏙 들어가던 배가 갑자기 볼록하게 나오더니 하루 정도 굶어도 도통 들어가지 않더라는 거죠. '설마 내가 다이어트를 해야 하나?' '내 인생에 다이어트를?' 하고 생각하는 순간, 이미 늦었더랍니다. 생각지도 못했던 체중계 속의 숫자를 보고 잠시 그 순간을 기억 속에서 지워버리고 싶었다나요. 그래서 조심스레 남자친구에게 물었다죠. "나 살 많이 쪘어?" 물론 남자친구는 "아니? 잘 모르겠는데?"라고 대답했겠죠. 굳이 듣지 않아도 알 것 같아요. 그러고는 길거리의 날씬한 여자들을 힐긋힐긋 볼 거면서 말이죠.

어쨌든 그녀는 '이대로는 안 되겠다'는 생각에 2주 동안 거의 아무것도 먹지 않고 다이어트에 성공했습니다. 약 7킬로그램을 빼고 아주 날씬한 예전 몸으로 돌아갔어요. 사람들은 모두 '대단하다'며 그녀를 축복해주었고, 그녀 또한 잦은 설사와 갑작스런 식욕(보상심리로 인한)으로 조금 힘들긴 했지만 그럭저럭 견딜 만했답니다. 다시 예뻐진 자신의 모습이 너무 마음에 들었으니까요.

그런데 2주가 지난 후에도 계속 굶을 수는 없지 않겠어요? 그녀는 밥을 먹기 시작했고, 양은 예전보다 줄었지만 조금씩 조금씩 정상화가 되기 시작하면서 간식도 먹고 야식도 먹고 술도 마시게 됐어요. 그리고 갑작스레 그녀의 삶에서 한 번도 생각해보지 않았던 그놈, 아니 그 나쁜놈! 바로 '요요'가 쳐들어온 거죠. 그리고……뭐, 그 다음 얘긴 굳이 안 해도 될 것 같습니다. 어쨌든 그녀는 약 10년의 시간 동안 20킬로그램 가까이 살이 쪘고, 솔직히 말해 그 사진 속의 여자는 이제 사라진 것 같았습니다. 사실 지금도 괜찮다고 말하긴 했지만, 그녀의 이야기로만 봐서는 제가 그녀의 입장이라 해도 지금의 모습엔 도저히 만족할 수 없을 것 같았어요.

보통 살이 많이 찐 여자들은 낙천적인 성격을 가지고 있어서 자신이 살이 찌고 다소 불편한데도 그냥 그걸 안은 채 살아가는 경우가 많습니다. 먹는 걸 좋아하고, 먹는 자리를 좋아하고, 자잘하고 사소한 것들에 예민하게 반응하지 않게 된 자신에게 꽤 만족하는 것이죠. 하지만 그녀처럼 여전히 예민하고, 살을 빼는 데 실질적으로 들이는 노력에 비해 신경이 더 과민하게 반응하는 경우에는 다른 사람들보다 좀 더 심각한 우울증에 걸리기도 합니다. 그녀의 경우, 대인기피증이 올 정도로 이제는 특단의 조치가 필요해 보였으니까요.

"제가 도와줄게요. 하지만 당신의 아름다움은 스물일곱 살에서 멈췄다는 걸 받아들여야 해요."

02

의식은 본능을 이길 수 없다

제가 만나는 여자들 중 가장 안타까운 사람들은 바로 '허세'를 가진 사람들입니다. '난 언제든 마음만 먹으면 살을 뺄 수 있다.'고 생각하는 사람들 말이에요. 저는 그분들은 언젠가는 결코 넘을 수 없는 큰 장벽 앞에서 후회와 후회를 거듭할 것이라고 확신합니다. 우리의 몸은 우리가 자만할 만큼 그리 만만하지 않거든요.

저는 진심으로 그녀가 다이어트에 성공하도록 도와주기 위해, 가장 먼저 그녀의 머릿속에 있는 한 가지 생각을 수정하게끔 했습니다. 저는 같은 약으로 처방을 하긴 하지만, 무조건 나를 찾아오는 분들과 1:1로 상담을 하고 그분에 맞춘 계획을 함께 짜도록 하고 있습니다. 그래야만 결코 실패하지 않고 또 두려워하지 않고 또한 자만하지 않고 다이어트를 할 수 있기 때문이에요. 남들이 '다' 하는 것처럼, '나도' 그렇게 할 수는 없습니다. 당신이 살이 찐 이유, 당신 머릿속에 있는 생각, 그건 남들과는 그 히스토리가 다르기 때문이에요.

그녀에게 있어 당장 바꿔야 할 가장 잘못된 생각 중 하나는, '다이어트만 하면 스물일곱 살로 돌아갈 수 있다'는 것이었어요. 그러니 그 핸드폰 속 사진을 붙들고, 그때로 돌아가지 못하는 현실의 자신을 탓하며 타인을 만나기를 두려워하고 있었던 거죠. 그런데 그녀에겐 이제 타인과 마주하기 전에, 자신과 마주하는 시간을 가져야 할 것 같았어요. 이제는 서른다섯의 자신을 받아들이고 지금 이 시간에서 가장 아름다워질 수 있는 방법을 찾는 것, 그게 그녀가 해야 할 다이어트의 1단계였습니다.

이유는 이렇습니다. 여성은 7세까지 아이의 모습을 하고 있다가 13~4세가 되면 생리를 하기 시작합니다. 그리고 21세가 되면 인간으로서는 모든 면에서 최적기가 되지요. 그리고 28세까지 여성의 몸은 직업을 가지고 일을 하며 이성과 사귀고 결혼하고 아이를 낳을 수 있는 최상의 모습이 됩니다. 어른들은 이를 보고 '물이 올랐다'고 하는데, 사실 참 적절한 표현인 것 같아요. 아무튼 그렇게 약 28세까지 전성기를 가졌던 여성은 28세부터 여성호르몬이 감소되기 시작하다가 35세부터는 노화가 시작됩니다. 노화가 시작된다는 것은 여성호르몬의 감소로 살이 찌기 시작하고, 여성의 몸이 아닌 그저 '한 인간(성별의 구분이 없는)'으로서의 몸으로 변해가기 시작한다는 겁니다. 구조적으로 살이 찌고, 체형이 변해갈 수밖에 없다는 얘기예요.

이것이 가장 자연스러운 여성의 모습이에요. 충격받으셨나요? 받아들이기 싫으신가요? 그래도 어쩔 수 없습니다. 이건 우리가 거부할 수 없는, 말 그대로 '사실'이니까요. 개인의 차이가 있다 하더라도 그게 얼마나 큰 차이일까요. 그럼에도 많은 여성들이 이를 받아들이지 못합니다. 서른이 되어도, 마흔이 되어도, 언제든 '당장 먹는 걸 끊고' '밖에 나가 아침마다 운동을 하고' '몸에 좋은 걸 먹으며' 몸매를 가꾸면 그때로 돌아갈 수 있다고 생각하는 겁니다. '다이어트에 성공하기만 하면' 말입니다. 그런데 대체 그 다이어트는, 언.제. 성공할 수 있는 겁니까? 제가 도리어 묻고 싶습니다.

5년 넘게 혹은 그 이상 밤마다 야식을 먹고 텔레비전을 볼 때는 간식을 먹고, 술자리에선 안주를 먹고, 밥 한 그릇에 국물까지 곁들여 맵고 짠 음식을 뚝딱 먹어치우는 습관이 들여진 당신의 몸은 이제 당연하게 그 모든 것들을 받아들입니다. 그 모든 걸 원하는 건 이제 당신의 본능이 되었어요. 그런데 '그래선 안 돼, 절대 안 돼!'라는 우리의 의식이 그 본능을 이길 수 있을까요? 제가 확실히 말씀드릴게요. '게임이 안 되는 싸움'이라고 말입니다. 이미 당신은 졌습니다. 그래도 아니라고 우기겠어요? 그것을 보고 저는 '허세'라고 말합니다. 허세는 당신의 성공적인 다이어트에 정말 '요만큼'도 도움이 되지 않습니다. 갑작스러운, 언제든 되돌아올 수 있는 살빼기는 이제 관둬야 해요. 설사 서른다섯이 된 그녀가 그런 방식으로 살을 뺀다 하더라도 절대, 네버, 스물일곱의 그 모습이 될 수는 없습니다. 오히려 축 처진 피부와 몰라보게 퀭해진, 부쩍 나이 든 그녀의 모습만이 기다리고 있을 뿐이죠.

스물일곱의 그녀에 대한 집착을 버렸다면, 이제 반은 된 셈입니다. 마음이 조급할 것도 없고, 따라서 무리할 필요도 없어졌으니까요. 그리고 여기에 한 가지 얘기를 해드릴게요. 그녀와 함께 이 책을 읽고 있을 많은 여자들에게 약간의 희망이 되길 바라면서 말입니다. 바로 건강하게 자신을 가꾸어가는, '그 나이에 걸맞는 여자의 아름다움이야말로 최고의 아름다움'이라는 사실. 너무 뻔한 이야기 같지만, 이는 "지금 현재 당신이 누릴 수 있는 아름다움을 놓치지 말라."는 말로 조금 바꾸어 얘기해주고 싶어요. 마흔이 되었을 때 서른다섯을, 쉰 살이 되었을 때 마흔을 그리워하지 말고, 지금 이 순간의 아름다움을 되찾고 유지하기 위해 노력해보는 건 어떻겠어요? 되돌리지 못할 스물일곱을 그리워하며 지금 우울해하지 말고, 서른다섯 혹은 또 다른 나이에 있는 당신도 충분히 아름다워질 수 있다는 걸 믿어보세요. 그 순간만이 가질 수 있는 최적화된 아름다움을 놓치기엔 좀 아깝잖아요.

이십대라면 이십대만이 가진 풋풋함으로, 삼십대 혹은 사십대라면 그 나이대가 가진 성숙된 아름다움을 유지하며 살아갈 수 있는 방법은 반드시 존재합니다. 다만 예쁜 꽃들이 가득한 화단도 매일매일 바라보며 가꾸어야 화사함이 유지되듯, 한순간도 그냥 흘러가게 놔두어선 안 된다는 사실을 명심해야 해요. 이미 노화가 시작된 우리의 몸은, 그냥 놔두면 멈추는 게 아니라 퇴화되고 못생겨지기 때문이에요.

나의 현재가 과거를 쫓아가게 만들지 말고, 지금 이 순간부터 앞으로 펼쳐질 '정말 마음에 드는' 내 모습을 그리면서 만들어나가도록 합시다. 이 약간의 생각을 바꾸는 것만으로도 이미 당신은 충분히 괜찮아졌어요.

　다이어트는 물론 어려울 거예요. 여기까지 온 데에는 당신이 그냥 방치해버린 아니, 알면서도 외면해버린 숱한 시간들이 있었으니까요. 하지만 제가 함께할게요. 그럼 조금 더 쉽고 재미있을 겁니다.

03

더 이상 상처받지 말고
그분과 이별하세요

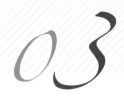 살을 빼기 전, 가장 먼저 준비해야 할 것은 바로 '마음'입니다. 시중에 나와 있는 수많은 다이어트 책들 속에는, 그 대로 따라 하기만 하면 성공할 수 있는 갖가지 팁이 나와 있어요. 작심하고 그대로만 한다면 누구라도 어느 정도는 원하는 만큼 살 을 뺄 수 있을지 모릅니다. 하지만 그럼에도 많은 사람들이 다이어 트에 실패하는 이유는 무엇일까요? 당신도 이 책을 집어 들기까지 많은 실패를 했잖아요?

다이어트와 관련하여 국내에서 심리치료를 하고 계신 유명한 박 사님이 그런 이야기를 했습니다. "사실은 비만과 저체중은 같은

현상이다."라고요. 무슨 이야기냐고요? 그분은 나무로 쉽게 설명을 하더군요.

"우리가 살이 찌고 몸이 불어나는 것과 음식을 먹어도 영양분이 축적되지 못하고 계속해서 살이 빠지는 현상은 나무에서 보자면 잎과 열매와 같다. 즉 잎과 열매가 썩었다는 뜻이다. 그런데 나무의 잎과 열매가 썩는 것은 모두 그 뿌리에 문제가 생겨서이다. 우리의 몸이 정상적이지 않다는 것은 모두 마음이라는 뿌리에 문제가 생겼기 때문이다."

전에는 그렇지 않았는데 갑자기 살이 찌거나 혹은 어느 순간부터 점점 살이 찌는 것(호르몬의 변화 이상으로)은 우리의 마음에 어떤 변화나 문제가 생겼고 그것이 우리의 삶으로 연결되었기 때문입니다. 밤늦게까지 일을 해야 하는 스트레스 때문에, 사랑하는 사람과의 이별 때문에, 대인관계로 인한 스트레스 때문에…… 이 모든 것이 실은 마음의 병을 이야기하고 있습니다. 하지만 가장 안타까운 것은 이렇게 마음의 병으로 인해 살이 찌면, 그 자체로 또다시 스트레스를 받게 된다는 사실입니다. 결국 악순환이 된다는 얘기예요. 그래서 저는 저를 찾아오는 모든 분들과 깊은 이야기를 나눕니다. 그분들의 마음의 뿌리에 어떤 이상 신호가 왔는지를 알아야 그에 맞는 다이어트 계획을 세울 수 있을 테니까요.

　어떤 이유로든 지금 자신의 모습이 마음에 들지 않거나 혹은 좀 더 나은 내 모습으로 돌아가고자 한다면 다이어트가 잘 되기 위한 '마음' 만들기에 먼저 집중하셨으면 해요. 그동안 마음에 들지 않는 외모 때문에 스트레스도 많았고, 상처도 많이 받으셨죠? 거울에 보이는 내 모습이 마음에 들지 않을 뿐인데, 자존감까지 무너졌었나요? 이제 괜찮습니다. 조금만 노력하면 외모도 자존감도 모두 회복할 수 있으니까요. 급하지 않아도 됩니다. 급한 만큼 위험하고 몸에 무리가 간다는 건 이미 여러 번 경험해서 우리 모두 알고 있잖아요.

04

안녕, 그동안 즐거웠어,
하지만 이제 다시는 오지 마

다이어트를 다시 시작하는 사람들에게 가장 두려운 것은 바로 반복되는 실패로 인해 따라오는 '요요'일 것입니다. 요요는 짧은 시간에 집중적으로 기존에 해오던 생활, 식이 습관을 바꿈으로 인해서 다시 예전의 상태로 되돌아가려는 습성 때문인데, 요요라는 친구와 만나지 않기 위해선 마음에 강한 결심이 필요합니다. 이 장의 제목처럼, 그 강한 결심의 하나로 당신에게 한 친구와의 이별을 권유하려 합니다.

저와 함께 계획을 짜고 다이어트를 시작하는 모든 분들에게 저는 Before, After 사진을 꼭 찍어두라고 제안합니다. 대부분의 병원에서 이렇게 하는 이유는 예전의 내 모습과 현재의 내 모습을 비교하고, 현재 모습에 만족감을 느끼게 하기 위해서일 것입니다. 저 역시 마찬가지겠지만 사실 저의 가장 큰 목표는 저를 찾아온 분들의 심정적인 변화가 확실하게 일어나기를 원하기 때문이에요. 그래서 저는 그 사진을 내밀며 묻습니다.

"사진 속 이 사람의 모습이 어떻습니까."

그러면 대부분이 비슷한 대답을 합니다.

"이 속에는 지금의 나와는 비교할 수 없을 만큼 어둡고, 보기 싫은 내 모습이 있습니다. 부정적이고 위축되어 있고 뚱뚱하고 한심해 보입니다……."

다이어트에 성공하고 건강하고 아름다운 몸을 유지해 나가고 있는 많은 사람들 중에는, Before 사진을 보여주면 박장대소를 하는 사람도 있습니다. 사진 속 사람이 자신이라는 사실을 믿기도 힘들뿐더러, 어떻게 이 정도까지 자신을 방치해둘 수 있었을까, 기가 막히기 때문이죠. 마치 자신이 아닌 남을 보는 것처럼, 한참 동안 그 사진을 바라보다 고개를 젓습니다. '말도 안 돼…….' 하면서요. 또 눈물을 흘리며 기뻐하는 분도 있습니다. 삶을 바꾸고 마음을 바꾸고 몸을 바꾸는 지난 힘겨운 시간들, 인내하며 극복했던 몇 달을 잘 보낸 자신이 대견하기 때문이에요. 잃어버렸던 나를 찾으면 잠시 낮아졌던 자신감도 자연스레 회복이 된다는 걸, 이 과정을 통해서 경험하게 되는 겁니다.

그렇게 자신의 모습에 감격하고 있을 때, 저는 이야기합니다.

"이제 그 친구와 이별을 선언하세요. 두 번 다시 이 사람을 만나면 안 됩니다."

겉으로 드러나는 내 모습에 만족하지 못하면 우리는 그 모습으로 인해 마음의 지배를 받게 됩니다. 본인에게 주어야 할 사랑을 충분히 주지 못하고 자신을 원망하게 됩니다. 한탄하고, 심하게는 스스로를 저주하고, 그 무엇도 할 수 없는 사람처럼 자신을 비하해 버리기도 합니다. 그래서 외모는 중요한 것입니다. 때로는 그것이 우리의 마음을, 뇌를, 그래서 우리 삶 전체를…… 바꾸어버리기도 하거든요.

그렇게 어둠 속에 갇혔던 나의 과거. 다시는 돌아가고 싶지 않은 바로 그 자신과 이제는 이별할 때가 되었습니다. 다시는 Before의 내가 나타나지 않도록 틈을 내주지 않는 연습을 해야 합니다. 죽을 때까지 약품에 의존하라는 뜻이냐고요? 아니, 절대 그렇지 않습니다. 내 몸이 이제 더는 나의 마음까지 뒤덮고 괴롭히지 않을 때까지만 해보면 됩니다. 약은 점점 줄어들 테고, 처음엔 도움을 받겠지만 점점 플라시보 효과를 보게 됩니다. 이젠 누군가의 도움 없이도, 예전의 못난 나와 이별할 수 있게 되는 거지요. 결코 서운하지 않을 겁니다. 아니, 어쩌면 아주 홀가분할 겁니다. 그리고 이 단계에서 <u>가장 중요한 것은, 두 번 다시는 그와 마주하지 않아야 한다</u>는 겁니다.

그 친구를 보냈다면, 이제 작별 인사를 하세요. '안녕.' 하고요. 그 친구의 흔적들, 예쁘지 않지만 어쩔 수 없이 사 입었던 큰 사이즈 옷들과 그 친구가 좋아했던 음식들, 그리고 나쁜 습관들······ 자, 이제 손을 흔들어요.

'안녕.'

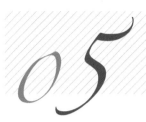

05

당신에게 친구 한 명을 소개합니다

　　이 책이 다른 수많은 다이어트 책들과 다른 점은 이 책을 덮을 때쯤 당신의 마음이 바뀌어 있을 거란 점입니다. 저는 여러 경우에서 '시작이 반'이라는 말을 믿지 않지만, 다이어트만큼은 '시작이 반'이라고 생각합니다. 그리고 '지속이 전부'라고 생각하고요.

　　자, 이제 저는 한 명의 친구를 소개하려고 합니다. 그분을 만날 마음의 준비가 되셨나요?

당신에게 그 친구가 필요한 이유

이 책의 앞에서, 우리의 몸이 나이에 따라 어떻게 변해가는지에 대해 잠깐 이야기를 했지요? 인간의 몸은 나이에 따라, 호르몬의 분비에 따라 자연스럽게 변화하게 되어 있습니다. 10대 때 했던 습관 그대로, 20대 때 했던 행동 그대로, 30대 때 가진 패턴 그대로 한다고 해서 유지될 수 없는 게 바로 우리 몸이란 거지요. 그래서 제 아무리 아름다운 몸을 타고난 사람이라 하더라도, 그것을 관리하지 않는다면 언젠가는 반드시 변하고 무너지게 됩니다.

자, 이쯤에서 눈치 챘을지 모르겠지만 그 친구의 이름은 바로 '다이어트'입니다. 제가 이렇게 이야기하면 어떤 분들은 눈을 동그랗게 뜨고 저를 쳐다보기도 합니다. 하지만 저는 이야기해주고 싶어요. 당신이 '살이 찌는 체질'이기 때문에 다이어트라는 친구가 필요한 게 아니라 당신은 평생 아름답게 살아야 하고 그럴 권리가 있고, 그러기 위해서는 이 친구를 놓으면 안 되기 때문이라고요.

우리는 잘 알고 있습니다. 식사량을 줄이고 운동을 하고 건강한 습관을 들이는 것이 다이어트라는 사실을요. 그리고 꼭 살을 빼기 위해서가 아니더라도 그러한 생활이 우리의 몸에 좋다는 건 모두 알고 있겠죠? 하지만 우리는 '다이어트'라는 말만 들어도 잘 들어가던 라면이 위에서 뚝 하고 멈출 듯 급격한 스트레스를 받게 됩니다. 네, 바로 그게 문제예요. 다이어트는 우리에게 많은 압박감을 줍니다. 먹고 싶은 것을 못 먹고, 식사도 제때 해야 하고, 먹은 만큼 운동도 해야 하는…… 나를 푸시하고 나에게 가장 귀찮은 것을 명령하는, 만나고 싶지 않은 친구죠.

잘 알고 있습니다. 하지만 당신은 제대로 사귀어보지도 않은 그 친구를 바로 받아들이지도, 그렇다고 이별하지도 않은 채 살아가고 있습니다. '다이어트'의 원래 뜻을 알고 있습니까? 네이버에 쳐보면 아주 친절하게 아래와 같은 설명이 나옵니다.

다이어트(Diet) :

음식 조절. 체중을 줄이거나 건강의 증진을 위하여 제한된 식사를 하는 것을 이른다.
'덜 먹기', '식이 요법'으로 순화.

정확한 의미의 '다이어트'는 식이요법입니다. 하지만 우리나라에선 조금 다른 의미로 사용하지요. 아예 곡기를 끊는 절식에서부터 간헐적 단식, 한 가지 음식만 계속해서 먹는 원-푸드 식사부터 여러 가지 살을 빼기 위한 운동까지 모두 포함해서, 일단 '살을 빼는 것'을 통칭하는 의미로 '다이어트'라는 말을 사용합니다. 웃프('웃기면서도 슬픔'을 뜻하는 줄임말)게도, 이 다이어트에 포함된 모든 말들이 우리에겐 참으로 스트레스가 됩니다. 그냥 맛있는 음식 마음껏 먹고, 귀찮은 운동은 집어치우고, 다이어트라는 것 따위 생각도 하고 싶지 않은…… 그런 삶을 살고 싶은데 말이죠.

그 친구와 함께하는 삶은 다르다

그런데 말입니다. 우리는 오늘 한 가지 중요한 약속을 해야만 합니다. 그것은 바로 앞으로 죽을 때까지 이 친구와 함께하겠다는 약속입니다. 앞에서 화단 이야기를 했었지요? 하루라도 가꾸지 않고 두면, 처음에는 잘 모르다가 어느새 가보면 그 빛을 잃고 심지어 시들해져 죽기까지 하는 게 바로 화단이라고요. 사람 몸도 마찬가지라고 했습니다. 돌보지 않고 놔두면 노화되고, 건강하고 예쁜 몸으로 회복시키기엔 점점 더 어려운 상태로 변화되어 갑니다. 그러다 언젠가 밝은 빛을 잃고, 회복할 수 없는 상태로 돌입해 늙고 병들어버리겠지요.

다이어트라는 친구는 그런 당신을 응원하고, 당신이 예뻐지고 사랑스러워지기를 바라는 유일한 친구라면? 그렇다면 어떻겠습니까? 기름진 음식, 불규칙적인 식사, 게으른 습관은 당신이 잠시 잠깐 마음 편하게 있을 수 있도록 만들어줄지 모르지만, 또 당신의 혀를 달콤하게 해줄지는 모르지만, 결코 당신의 아름다운 삶을 응원하지는 않습니다. 아니, 어쩌면 당신을 진정으로 사랑하지는 않을 것입니다. 하지만 다이어트는 다릅니다. 다이어트는 평생 당신이 망가지지 않고, 최상의 모습으로 유지될 수 있도록 때로는 당신을 채찍질하고 당신에게 잔소리하고, 또 당신을 응원합니다. 당신이 잊을까 봐, 당신의 옛 모습을 되새기게 만들고 지금의 몸보다 훨씬 건강하고 날씬한 몸이 될 수 있다고 소리칩니다.

당신은 한 번도 자신의 몸을 포기하고 싶지 않았습니다. 당신은 한 번도, 당신이 아름답지 않기를 바란 적이 없습니다. 다이어트라는 친구도 그렇습니다. 당신은 나이 들어갈 것이고, 지금도 어제보다 시간이 흘러버린 오늘을 살고 있지만, 사실은 포기하지 않고 있잖아요. 내일이라도, 지금이라도…… 다시 시작해서 아름다운 몸을 갖고 싶잖아요. 그래서 저는 과감하게 말합니다. 이 친구를 받아들이라고 말예요.

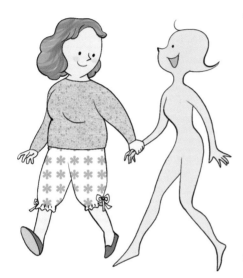

인정하고 받아들이고 함께 가자고 약속해요. 계속해서 가끔 놀러 오는 친구처럼 혹은 아주 성가시고 짜증만 나게 하는 불청객으로 그를 맞이한다면 당신은 달라질 수 없습니다. 우리의 의지가 약해서가 아니라, 우리는 다이어트라는 것을 살이 쪘을 때만 가끔 만나야 하는 특별한 무엇이라고 생각하기 때문이에요.

하지만 '친구'라는 개념은 어떤가요? 친구라는 존재는 서로 의지하고 사랑하고 가장 어렵고 힘든 얘기를 터놓을 수 있죠. 한 번 맺으면 오래도록 관계가 유지되고, 어떤 상황에서도 서로를 믿어주잖아요. 안 그런가요? 적어도 제가 나고 자란 부산에선 그렇거든요. 세상이 아무리 변해도 날 응원해줄 사람, 그게 바로 친구라면 다이어트를 친구로 받아들이라는 겁니다.

이제는 둘도 없는 사이로 함께 손잡고 가는 거예요. 그의 말에 귀를 기울이고, 그가 하자는 대로 해보세요. 대신 웃으면서 말입니다. 이제부터 당신은 '다이어트'가 잠시잠깐 하고 마는 어떤 것이 아니라, 삶의 매순간 내 곁에서 저의 아름다움을 응원하는 친구임을 기억하고 마음에 심어둬야 합니다. 이 약속을 할 수 있다면, 다음 페이지로 넘어가도 좋습니다.

참, 이것은 우리 둘만의 약속임과 동시에 스스로에게 하는 약속입니다. 그래서 중요하고, 그래서 저 또한 약속할게요. 이 약속에 대한 비밀은 꼭 지키겠다고요.

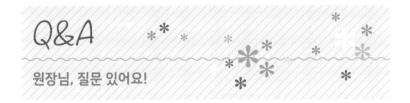
Q 저는 한곳에 있기보다는 출장을 다녀야 하는 일이 많고, 회식도 무척 많은 편이에요. 지속적으로 운동을 하거나 식이요법을 할 수 없어 체중조절이 불가능한 상태죠. 그 와중에 발목 인대가 파열돼서 가벼운 산책조차 힘들어 체중이 급증했어요. 그러다 보니 전보다 훨씬 피로함도 많이 느끼고요. 주변에서 걱정을 하며 녹용보약도 선물했는데 지금 이걸 먹어도 되는 걸까요? 무엇부터 어떻게

시작해야 할까요?

~~~~~~

A 현재 상태에서 보약을 먹는 것은 맞지 않습니다. 그보다 불어난 체중을 줄이고 피로감을 없애기 위해 해독이 필수에요. 하지만 출장이 잦으므로 여신탕과 비우장으로 먼저 시작하면서 출장이 있을 때마다 여신환을 챙겨 먹을 수 있도록 하세요. 지속적으로 기간을 정하고 해야 하는 프로그램보다는 매일 할 수 있는 것을 선택해서 그때그때 독소를 배출할 수 있도록 해야 합니다.

Chapter

2

다이어트가 잘 되는 몸 만들기

준비에 실패하는 자는,
실패를 준비하는 것이다.

– 벤자민 프랭클린

01

독소를 제거하면
다이어트가 쉬워진다

한때 '디톡스'라는 말이 유행한 적이 있죠? 많은 여성들이 디톡스 다이어트를 한다면서 물병에다 레몬물을 채워 다니며 수시로 마시는 것을 본 적이 있을 거예요. 디톡스가 왜 좋은지는 정확히 모르지만, 어쨌든 한 가지 사실만은 우리 머릿속에 각인되어 있습니다. 디톡스는 해독이다. 즉, '몸속에 나쁜 독소들을 빼내는 것이다.'

네, 맞아요. 우리 몸에는 우리가 알지 못하는 수많은 독소들이 우리와 함께 살고 있습니다. 가공식품이 늘어난 요즘이 예전보다는 독소를 몸 안으로 받아들일 가능성이 훨씬 높아졌지요. 우리 몸에 살고 있는 좋은 세포와 나쁜 독소의 균형이 맞아야 적당히 받아들이고 적당히 배출할 수 있을 텐데, 그러지 못하고 나쁜 독소의 비율이 높아지면 어떻게 될까요?

"갑자기 얼굴에 뾰루지가 많이 나기 시작했어요."
"변비와 설사가 반복되어 나타나요."
"전에는 안 그랬는데 생리통이 심해졌어요."
"별로 많이 먹지도 않는데 살이 계속 찌는 것 같아요."
"많이 자고 일어났는데도 별로 개운하지 않아요."

살을 빼고 싶어서 저를 찾아오는 분들 중 단순히 지방이 축적된 문제 하나만을 안고 오는 경우는 거의 없습니다. 이 장의 제목이 '다이어트가 잘 되는 몸 만들기'잖아요. 여러 다이어트에 실패한 가장 큰 이유 중의 하나는, 우리 몸이 건강해질 준비가 되지 않은 상태에서 체중계에 보이는 숫자만 줄이려고 하기 때문이에요. 살을 빼기 위한 목적은 예뻐지기 위함이지만, 진정한 예쁨은 건강함에 있다는 걸 잊으면 안 돼요. 그래서 저는 이번 장에서 '해독'에 대한 이야기를 좀 해보려고 합니다.

사실, 위에 나오는 증상들은 살이 찌기 시작한 이후 한번쯤은 경험한 것들일 거예요. 살이 찐다는 것 자체가 이미 우리 몸속에 나쁜 것들이 쌓이기 시작한다는 거거든요. 들어오는 만큼 시원하게 배출이 된다면 살이 찔 수가 없잖아요? 그렇지 못하니 어딘가에 계속 쌓여간다는 거죠. 잘 먹고 잘 빠지는 몸으로 먼저 만들어야, 다이어트를 할 수 있는 최적의 몸이 되었다고 볼 수 있을 겁니다. 위에 나열한 증상들은 정상인의 경우에는 몸에 좋은 것을 먹고 충분히 휴식을 취하다 보면 자연스레 낫는 경우도 많지만, 우습게 생각하고 계속 방치하다가 큰 병이 되는 경우도 많이 있습니다. 그래서 해독은 실은 치료를 목적으로 하고 있어요.

몸에 쌓인 독소들이 몸속 여기저기 붙어서 심각한 병을 일으키기 때문에, 우리 몸에 있는 유해 물질들을 강제로 처리하는 것을 해독이라고 합니다. 그러니 정상적인 사람이 몸속을 청소하기 위해 시도한다면 그것이 전혀 해가 될 리가 없겠지요. 최근에는 해독주스를 통해 해독을 하는 경우가 많은데, 그것도 큰 도움이 됩니다.

02

내 몸을 클린하게 만들어야 살도 쭉쭉 빠진다

 아마 《클린》이라는 책에 대해 들어봤을 거예요. 여기에도 다양한 해독주스들이 나와 있어요. 이 책을 쓴 '알렌한드로 융거'는 뉴욕이라는 오염된 도시에서 매일 인스턴트를 먹고 극심한 스트레스를 받으며 살고 있었다고 해요. 그러다 점점 살이 찌고 소화기관에 이상이 오고, 급기야 우울증 진단까지 받게 되자 모든 걸 내려놓고 인도로 떠납니다. 거기서 그는 의료자원봉사를 하며 동양의 한의학을 공부하게 되는데요, 오랫동안 연구와 공부를 한 후 건강을 완전히 되찾고 미국으로 돌아와 '클린'이라는 프로그램을 만들었다고 해요. 여러분이 잘 아는 기네스 펠트로, 도나 카

란 등 뉴욕의 많은 스타들이 해독을 통해 건강을 되찾았다고 할 정
도니, 해독이 얼마나 중요한지는 서양에서도 이미 증명이 된 셈이
겠죠.

살이 잘 빠지는 몸이 되려면 먼저 음식물이 잘 들어오고 잘 나가
는 몸으로 만들어줘야 합니다. 종종 "무조건 굶으면 되는 거 아니
에요? 싹 다 빼내면 몸에 있는 나쁜 것도 다 빠져나가겠죠."라고
말하는 사람들이 있는데, 이는 잘못된 생각이에요. 무조건 굶어서
살을 빼는 것만큼 심각하게 요요현상이 오는 경우도 없잖아요. 해
독 또한 무조건 아무것도 먹지 않는다고 해서 나쁜 것이 다 빠져
나가는 게 아닙니다. 해독은 단순히 '비우기'가 아니라 제대로
비워서 우리 몸의 대사를 원활하게 하고, 면역력도 높여주는
치료라고 할 수 있어요.

자, 그러면 본격적으로 해독에 대해 한번 알아볼까요?

해독에도 여러 종류가 있다

해독이란 결국 우리 몸 곳곳에 쌓인 독소들을 제거하고 새로운
좋은 것들로 채우는 과정을 의미하는데, 그렇다면 어떤 곳에 독소

들이 쌓여 있는 걸까요? 독소는 우리 몸 오장육부 모두에 쌓여 있다고 보면 됩니다. 간담, 심, 폐, 신장, 위장, 장(대장과 소장), 방광, 삼초……. 그중에서도 특히 해독이 필요한 곳이 있는데 여기서는 장, 간, 림프 이렇게 세 가지에 대해 이야기를 하려고 해요.

　장 해독이라는 말을 들으면 어떠신가요? 아마 현대인이라면 한 번쯤은 들어본 단어일 거예요. 하지만 장 해독을 장에 문제가 생겨 관장을 하거나 치료를 하는 걸로 생각을 하는 경우도 있어서 '많이 들 한다던데 굳이 나에게 필요할까?' 하며 대수롭지 않게 생각하는 분들이 대부분일 겁니다. '변비도 없고, 소화도 잘 되는데 장 해독을 해야 하나?'라고 생각하는 거죠. 그러나 많은 사람들이 간과하는 사실이 있습니다. 변비나 설사 같은 증상만이 장내에 쌓인 독소를 의미하는 것이 아니라는 거죠. 오히려 장에 쌓인 독소는 증상이 나타나지 않는 사람들이 더 많아요. 일시적인 거라고 생각할 수 있는 여드름이나 피부염증이 곧 장내의 독소 때문이란 것을 아는 사람은 그리 많지 않습니다.

　우리 몸속에 유입되는 독소의 대부분은 장을 통해 흡수됩니다. 그래서 장을 해독하게 되면 피부염증을 줄여주고 세포의 재생을 도와주죠. 그러니 장 해독이란 더 이상 장에 문제가 생겼을 때 하는 것으로만 볼 게 아니에요. 현대인의 몸을 건강하게 관리하기 위한 필수적인 요소이자 날씬한 몸을 유지시켜 주기 위해 몸을 최적의 환경으로 만드는 과정이기도 합니다.

좋은 음식만 먹으면 장 해독을 할 필요는 없지 않느냐고 묻는 분들이 있습니다. 네, 아주 틀린 말은 아닙니다. 하지만 좋은 음식이라 해서 독소의 존재가 전무하다고 볼 수는 없어요. 우리의 몸에는 이미 이전에 체내에 쌓인 독소들이 있습니다. 그리고 생활을 하면서 그 양이 더 늘어날 수밖에 없는 것이 현실이에요. 좋은 음식은 좋지 않은 음식보다 독소의 양이 덜할 뿐입니다. 게다가 이미 쌓여 있는 독소들은 좋은 음식이 주는 좋은 성분마저도 오염시켜 버려요. 그러니 좋은 음식만 먹는 것보다는 몸을 먼저 깨끗이 만들어주는 것이 우선시되어야 합니다. 좋은 음식을 가려 섭취하는 것은 그 후의 일이 되어야 순서에 맞겠죠?

체내에서 해독되지 못한 노폐물과 독소들은 다양한 증상으로 우리 삶에서 그 모습을 드러내고 있어요. 이미 현대인들에게는 너무나 익숙해져 버린 단어들이 여기서 등장합니다. 만성피로, 스트레스, 비만, 여드름, 생리통 및 생리불순, 빠른 노화와 고혈압까지. 여러 질병으로부터 자유롭고 싶다면 장 해독을 통해 몸속에 쌓인 독소와 노폐물과 활성산소를 비워내는 일이 반드시 수반되어야 해요.

자, 그렇다면 독소는 어떻게, 왜 쌓이는 걸까요?

위에서 얘기했듯 현대인들은 일상생활 속에서 각종 오염물질에 노출되어 있습니다. 생활을 하면서 독소가 쌓이지 않는 일이란 사실 불가능해요. 체내에 독소가 쌓이게 되는 원인에는 여러 가지 요소가 있지만 한의학의 주된 바탕인 동의보감에 따르면 크게 3가지로 나눠볼 수 있습니다. 하나는 먹는 음식(식적), 둘은 기의 순환(담음), 그리고 마지막 셋은 혈액의 순환(어혈)이에요. 이 세 가지를 가장 큰

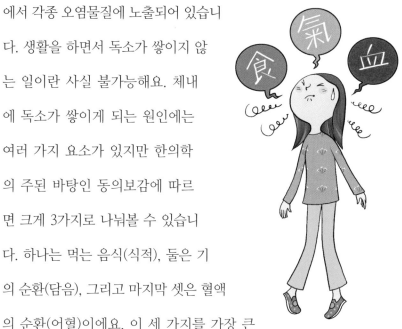

원인으로 볼 수 있어요. 따라서 이 3대 독소를 해독해줄 수 있는 한약재를 섭취해 장을 해독시켜 줘야 한다는 것이죠. 몸에 좋지 않은 유해균들을 몸에 좋은 유익균들로 청소해주는 것이 바로 장 해독이에요.

만약 장 해독을 하지 않는다면? 암모니아, 활성산소 등의 독성

물질로 이뤄진 유해균들은 변비, 설사 등의 장 질환은 물론 여드름과 아토피 같은 피부질환까지 유발합니다. 또 당장 눈에는 보이지 않지만 발암물질을 생산하며 동맥경화를 촉진하고, 고지혈증을 유발하는 등 면역력을 저하시켜요. 따라서 몸에 좋은 균들을 섭취함으로써 신체 대사기능을 향상시키고 유해물질을 분해해 배설시켜 줘야 합니다.

몸에 좋은 균들이 유입되면 대사기능이 향상되어 배설도 잘 되고, 독소가 빠지니 세포재생기능이 활성화되어 혈압과 혈당의 수치도 개선됩니다. 뿐만 아니라 동맥경화 진행이 억제되고 장내 세균의 총량이 활성화되기 때문에 비타민과 효소의 생산량과 함께 남성 및 여성호르몬의 생산까지 향상되는 효과를 볼 수 있습니다.

"저도 해보고 싶은데…… 장 해독 그거 막 어렵고 고통스러운 거 아닌가요?"

당신이 무얼 상상하고 있는지 알아요. 하지만 그런 걱정은 접어 두세요. 다이어트가 친구라면 해독은 그 친구와 좀 더 잘 지내게 해주는 중간 역할자라고 생각하세요. 그리고 그 해독이라는 녀석은 아주 착하고 부드럽답니다. 일단 장 해독은 이렇게 할 수 있습니다.

장 해독 치료에서 한약치료 그리고 생활치료로 순차적으로 진행되는데, 첫 번째 단계인 장 해독 치료에서는 동의보감에 따른 처방으로 앞서 말했던 먹는 음식(식적)과 기의 순환(담음) 그리고 혈액의 순환(어혈)의 원인들을 해소시킵니다. 두 번째 단계인 한약치료에서는 기혈순환을 통한 회복과 안정을 위한 작업에 들어가요. 해독 치료 후 비워진 장에 영양분을 보충해주는 것이죠. 마지막으로 세 번째 단계인 생활치료에서 잘못된 생활습관을 개선하는 것으로 장 해독은 마무리됩니다. 아무리 장 해독을 잘 했더라도 이후에 다시 안 좋은 습관으로 돌아간다면 금방 다시 안 좋은 것들이 잔뜩 쌓이는 악순환이 반복될 테니까요.

우리의 하루를 한번 상상해보세요. 아침부터 밤까지…… 먹고 비우는 일이 반복되잖아요? 그런 우리의 몸에 장 해독이 더해지면 어떻게 되겠어요. 이제껏 쌓여온 나쁜 독소들이 땀, 소변, 대변으로 배출되면서 우리 몸은 말 그대로 '클린'하게 바뀌어가겠죠. 상상만 해도 정말 멋진 일입니다. 몸이 맑아지면 순환도 잘 되고 신체가 균형을 찾기 위한 좋은 환경으로 만들어지겠죠. 그 바탕 위에서 다이어트를 한다면 어떻게 될까요? 그 상상은 여러분께 맡길게요.

"간 때문이야~" 하는 로고송은 장난처럼 흥얼거리지만, 간 때문에 우리들은 언제나 피곤하고 삶을 제대로 즐기지도 못할뿐더러 건강에 위협까지 받는 경우가 있습니다. 현대를 살고 있는 우리의 간은 사실 언제나 위험에 노출되어 있다고 봐야 해요. 인체에서 해독을 담당하는 기관인 간. 늘 우리의 몸을 해독시켜 주느라 정신없는 이 간에게 주어지는 휴식시간은 얼마나 될까요? 맞습니다. 거의 없다고 봐도 무방해요. 고생이 많다고 위로를 해주어도 모자랄 판에 우리는 매일같이 마시는 술과 스트레스들로 간을 더욱 힘들게만 만들고 있습니다. 안 그래도 일 때문에 밤낮 없이 바빠 죽겠는데, "오늘은 3차까지!" 하며 회식에 술자리까지…… 끝없이 간을 괴롭히는 상황들이 발생하죠. 그래서 간을 위한 해독은 더 이상 선택이라고 볼 수 없을 거예요.

간은 정말이지 수많은 일을 합니다. 우리 몸에서 해독을 담당하는 기관이니만큼 일이 없을 수가 없겠죠. 그렇기 때문에 간은 더 더욱 절대적으로 휴식이 필요한 기관이에요. 이를 아는 사람이라면 절대 간 청소의 중요성을 모르지 않을 겁니다. 잘 모르기 때문에 간을 쉬게 해주고 청소해주는 일이 별로 중요하지 않다고, 아직은 겉으로 드러나는 병이나 증상이 없기 때문에 괜찮다고 착각하고 있는 것일 뿐이죠. 술도 안 마시는데 간 해독을 왜 하냐고 묻는 분들에게 되묻겠습니다. 술을 마시지 않아도 피로하고 무기력했던 적이 없던가요? 아마 전혀 없었다고는 말 못할 거예요. 간은 단순히 술만 해독하는 것이 아니니까요.

간은 각종 대사에 관여하므로 튼튼해야만 합니다. 간 기능이 제대로 돌아가지 않는다면 술을 마시든 마시지 않든 피로와 무기력을 느끼게 돼요. 그리고 이는 곧 어느 날 당신의 눈앞에 지방간이나 간경화라는 충격적인 모습으로 나타날 겁니다.

그럼 간 해독은 대체 뭔가요? 어떻게 하는 건가요? 그리고 다이어트에는 왜 좋은가요?

간 해독은 간의 부담감을 줄여주는 프로그램이에요. 담석, 콜레스테롤, 독소와 노폐물이 몸속에 쌓이게 되면 간은 그 기능이 저하됩니다. 건강한 간을 되찾기 위해서, 전신을 제대로 회복하기 위해서는 근원적인 정화 치료가 불가피해요.

간혹 간 해독으로 정말 담석이 배출되는지 궁금해하는 사람들이 있어요. 질문에 답을 하자면 2mm 이상의 크기를 가진 담석을 배출하는 것은 당연히 불가능해요. 그러나 간 해독을 진행하다 보면 대변을 통해 녹황색 덩어리들이 배출되는 경험을 하게 되는데 이 녹황색 덩어리들이 바로 담석을 구성하는 물질입니다. 간 해독은 이렇듯 담석을 구성하는 물질의 배출작용이 촉진되도록 하여 건강을 찾을 수 있게 돕는 것이죠.

어떤 분이 푸석푸석하고 까만 얼굴로 저를 찾아왔어요. 딱 봐도 많이 지쳐 있는 얼굴이었는데 단순히 몸뿐 아니라 마음까지 지쳐 있다는 걸 알 수 있겠더라고요.

"많이 안 좋아 보이는데…… 어디가 불편하세요?"

물론 저는 그분의 맥도 짚어주고 몸의 이곳저곳 어디가 문제가 있는지 파악하기 위해 이야기도 나누었습니다. 그리고 그 여자 분과의 대화를 통해 이 책에 꼭 한 가지 내용을 실어야겠다고 생각이 들었어요.

얼굴이 시커멓거나 술을 많이 마셔서 늘 얼굴이 찌들어 보이거나 조금만 움직여도 피곤함을 느끼는 사람들을 볼 때 우리는 물어

봅니다.

"간이 안 좋나?"

아무리 지식이 없는 사람이어도 위의 증상들은 간이 좋지 않아서 생긴다는 걸 알고 있는 거죠. 실제로 간의 상태가 좋지 않으면 우리의 몸에는 갖가지 증상이 나타납니다. 만성피로와 비만으로 시작해 소화불량, 과민성 대장증후군, 숙취, 두통을 비롯한 각종 성인병들이 간의 상태에 따라 표면적인 증상들로 나타나게 돼요. 이는 간에 담즙 찌꺼기와 콜레스테롤 덩어리 그리고 기생충이 생겼다는 얘기거든요. 간의 부담감을 줄여주지 않으면 우리는 만성피로로부터 벗어날 수 없어요. 앞서 말했던 각종 노폐물들이 몸에 쌓이면 간 기능이 저하되어 해독력이 떨어져버리니까요.

그런데 수많은 여성들이 자신의 간이 어떤 상태인지 알지 못한채 체중을 줄이기 위해 다이어트에 도전하는 경우들이 있어요. 저를 찾아온 위 여자 분도 그런 경우였습니다. 선천적으로 간이 좋지도 않은데다 간에 독소가 잔뜩 쌓여 있어서 제대로 기능을 못하는 상황인데도, 체중을 줄여보겠다고 무리한 다이어트를 시도한 터에 몸 여기저기가 다 망가져 이제는 10미터만 걸어도 피곤함을 느낄 정도로 몸의 상태가 엉망이 돼 버린 거죠.

이 말은 곧 간이 좋은 상태가 되면 다이어트에 시너지를 얻게 된다는 말이기도 합니다. 그래서 저는 다이어트를 본격적으로 시작하려는 분들에게 반드시 장 해독과 함께 간 해독을 권해줍니다. 수없이 반복해서 얘기했지만, 건강하지 않은 다이어트는 아무 의미가 없어요. 나이가 들어갈수록 진정한 아름다움은 체중계의 숫자가 아니라 빛나는 피부, 균형 잡힌 몸, 활력 넘치는 몸에서 나오는 거니까요.

한번은 나이가 좀 있는 여성분이 저를 찾아왔어요. 피부가 엉망이 된 상태였죠.

"피부가 너무 가려워서 견딜 수가 없어요. 피부과 약을 먹지 않으면 하루도 살 수 없는데, 피부과 약을 먹으니 소화도 안 되고 너무 괴로워요."

피부와 해독이 무슨 상관이냐고 묻는 사람도 있겠지만, 간은 탁해진 혈액을 맑게 해주는 기능을 하는데 이 기능이 떨어지면 피부에 영향을 줄 수 있어요. 그래서 저는 그분께 간 해독 프로그램을 처방해주었습니다. 이후 피부과 약을 완전히 끊었고, 눈에 띄게 좋아진 모습을 볼 수 있었어요. 피부가 유난히 약하고 간에 독소가 잘 쌓이는 체질이기 때문에 앞으로도 간 해독을 주기적으로 해주어야 할 수 있지만, 피부과 약을 평생 먹으며 사는 것보다는 훨씬 건강한 방향이라고 할 수 있어요.

간은 우리 몸 안의 화학공장과 같습니다. 영양소를 가공하여 저장하고 혈당을 조절하며 단백질을 합성하고 해독과 면역을 비롯해 호르몬의 균형을 유지하는 기능까지 하거든요. 자, 그렇다면 간에 쌓이는 담석은 어떻게, 왜 쌓이게 되는 걸까요?

정상적인 성인의 경우, 체내에서는 하루에 800ml~1000ml의 담즙이 생성됩니다. 하지만 무절제한 음주나 잘못된 식습관은 독소와 노폐물이 체외로 배출되는 담관을 막히게 만들어요. 이 담관이 막히게 되면 음식물을 소화시키는 담즙이 제 역할을 못하게 됩니다. 그러니 자연스레 간의 해독능력이 떨어지게 되는 것이죠. 맞아요. 담석은 담관 사이에 막혀 있던 이 콜레스테롤 덩어리들이 딱딱하게 응집된 것입니다. 간 해독 치료란 쌓여 있는 담즙 찌꺼기들을 배출하여 간을 정화해주는 치료법이죠.

간은 우리 몸에서 해독의 75% 이상을 담당하고 있습니다. 너무나도 핵심적인 기관이죠. 우리 몸에 쌓이는 독소는 외부에서 들어오기만 하는 것이 아니에요. 독소는 체내에서도 생깁니다. 노폐물도 마찬가지고요. 그리고 이 모든 것을 내보내는 유일한 배출구는 담관 하나입니다. 그래서 담관을 청소해주는 일은 필수적인 건강 관리법이에요. 담관을 청소해주지 않고 담석과 독소, 노폐물을 제거하기란 불가능한 일이니까요.

간 해독도 장 해독과 마찬가지로 세 가지 단계를 거칩니다. 먼저 진찰을 통한 처방으로 콜레스테롤과 노폐물을 제거하고 간을 정화해주어 담즙의 분비를 촉진시켜 주는 작업을 해줍니다. 그런 다음 기혈순환을 통한 회복과 안정을 위해 한약으로 치료를 합니다. 그리고 해독치료로 비워진 간에 영양분을 보충해주어야 해요. 이후엔 당연히 잘못된 식습관을 개선해야겠죠? 이제 간이 좋아하는 것을 먹고 필터링이 잘 되는 간으로 만들어준다면 다이어트는 훨씬 쉬워질 거예요.

<해독 3단계>

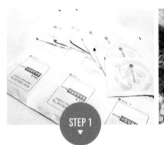

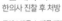

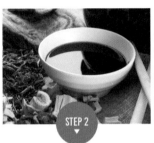

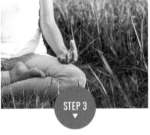

간 해독 치료
한의사 진찰 후 처방

· 콜레스테롤, 노폐물 제거
· 간 정화 및 담즙분비 촉진

한약 치료
기혈순환을 통한 회복과 안정

· 해독치료 후 비워진 간에
영양분 보충

생활 치료
잘못된 생활습관 개선

· 사임당 코칭에 따른
식습관 및 생활습관 개선

'림프 해독?'이라는 말만 들으면 어렵게 생각하는데, 그렇지 않아요. 림프 해독이란 쉽게 말해 림프관을 맑게 해주는 것을 말합니다. 우리 몸에는 몇몇 림프관들이 있는데 여기에 독소가 쌓이면 아주 골치 아픈 일들이 생겨나요. 특히 다이어트를 하고 싶은 사람들에겐 최악의 소식이라 할 수 있죠. 조금만 먹어도 유독 살이 찐다면, 늘 몸이 부어 붓기가 빠지지 않는 사람이라면, 림프 해독으로 몸속의 청소기를 깨워주어야 하는 시간이 온 것입니다.

림프관은 우리 몸에서 하수구와 같은 역할을 담당하는 기관입니다. 많은 분들이 그렇게 말해요. "그거, 림프 마사지 정도면 충분하지 않아요?"라고요. 그러나 이는 잘못 알고 있는 이야기입니다. 림프 마사지는 일시적인 자극으로 도움이 될 수는 있지만 림프 자체의 순환력을 개선시켜 주지는 못합니다. 림프 자체의 순환력이 좋아지지 않는다면 순환정체로 인해 비만이나 위장장애 같은 증상은 전혀 나아질 수가 없어요. 때문에 늘 몸이 부은 상태, 즉 붓기가 빠지지 않아 바디라인이 전혀 살지 못하는 몸이 지속되는 것이지요.

림프관은 우리 몸의 청소기라고 했지요? 림프관은 기혈이 잘 돌 수 있도록 순환을 담당해주는 기관이기에 림프관에 쌓이는 독소와 노폐물들이 제대로 배출되지 않으면 면역체계가 무너지게 됩니다. 그래서 마치 간이 안 좋을 때처럼 만성피로를 느끼게 되며 비만과 소화불량, 변비 등의 증상이 나타나게 돼요. 더불어 아토피나 빈혈 그리고 불면증까지 유발하게 됩니다. 이러한 증상들은 림프관에 불필요한 지방이 끼거나 독소 및 죽은 세포, 박테리아와 같은 노폐물들이 제대로 배출되지 않기에 생기는 문제예요. 그러니 단순히 마사지 같은 걸로는 완전한 치료가 힘들겠죠.

림프절은 우리 몸속에서 약 800여 곳에 존재합니다. 피가 도달하지 못하는 곳에 영양분을 공급하고 노폐물을 제거하는 역할까지 하는 이 림프관은 체내 혈액량의 3배에 달하는 림프액이 흘러요. 문제는 심장이라는 펌프가 있는 혈액과 달리 림프관은 흐름의 순환에 힘을 가해주는 기관이 없다는 겁니다. 한마디로 펌프를 해주는 기능이 없기 때문에 순환이 원활하게 이루어지지 않으면 림프액이 정체되어 버려요. 그래서 몸이 퉁퉁 붓는 현상이 생겨나는 거죠. 림프해독을 통해 림프관을 주기적으로 청소해준다면 부기도 없애고 이 흐름들을 원활하게 유지해줄 수 있어요.

림프관은 음식물이나 세균, 체내 독소를 1차적으로 해독해주면서 소화된 지방성분을 혈관까지 운반해주는 역할도 해요. 림프 해독은 이처럼 우리 몸의 기혈순환이 더 원활하고 잘 일어나게 해주기 위해서, 주기적으로 체내 노폐물을 정리해주기 위해서 필수적인 건강관리법입니다.

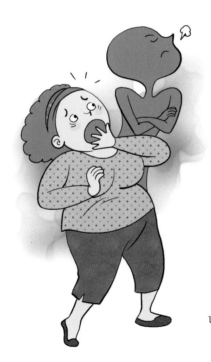

몸 안에는 잔뜩 찌꺼기가 쌓여 기와 혈이 제대로 돌지 않는데, 밖에선 살을 빼겠다고 무리한 다이어트를 시도한다면 우리 몸은 언젠가 '파업'을 선언할지도 몰라요. "아, 못해먹겠다!" 하고 말이죠. 그때 우리 몸은 최악의 상태가 됩니다. 소화기능도 떨어지고 피로감도 극대화되고 조금만 먹어도 살이 찌는 악순환이 반복되는 거죠.

해독이라는 것은 그래서 다이어트를 위해서 필수적인 과정이며, 꼭 다이어트를 하지 않는 사람에게도 건강한 몸을 위한 필수적인 단계임은 확실히 기억해야 해요. 살을 뺀다는 건 숫자를 조절하는 것이 아니라 우리 몸이 행복한 상태로 만들기 위한 노력이라는 걸 잊지 말아요. 나쁜 걸 빼고 좋은 걸로 채워주면 살이 빠지는 건 기본이고, 감기에도 잘 걸리지 않고 만성피로도 사라지며 아침에 개운하게 일어날 수 있는 사람으로 삶 자체가 변화되는 걸 느낄 수 있어요. 그러니 무작정 '살빼기 프로젝트'에 뛰어들기 전에 제대로 몸부터 만들자고요. 두 번 다시 실패하지 않을 다이어트를 위해, 말이죠.

Q 최근 승진과 함께 업무량이 너무 많아졌어요. 야근을 하면서 스트레스를 많이 받은 탓인지 갑자기 체중이 늘었습니다. 특별한 이유가 있을까요? 식사도 제대로 하지 못하는 것 같은데……

A 음식을 많이 먹는다고 다 살이 되고, 적게 먹는다고 살이 찌지 않는 것은 아닙니다. 어떤 음식을 어떻게 섭취하느냐가 매우 중요하지요. 적은 음식을 먹어도 몸에서 그것을 소화할 수 있는 상태가 아니라면 그것이 몸에 체지방으로 쌓일 가능성은 더욱 높아집니다.

이 경우, 과로와 스트레스로 인해 간에 열이 많은 상태일 수 있습니다. 잦은 야근 때문에 뇌의 피로도가 높아지면 탄수화물과 당분이 높은 음식이 당기기 마련이에요. 특히 낮 동안 제대로 식사를 하지 못하다 보니 중간중간 간식거리들을 먹을 때마다 그 칼로리가 얼마나 높은지 전혀 인지하지 못했던 거지요.

이 경우 여신환을 먹는 것이 도움이 됩니다. 여신환에는 식욕을 줄여주는 동시에 부족한 체력을 보충시켜 주는 '효소'라는 성분이 들어 있습니다. 식사량은 줄이면서도 업무에 집중할 수 있도록 도와주지요. 허기가 줄면 불필요한 간식거리를 먹는 횟수도 줄어들고, 그 결과 체중이 줄어들면서 오히려 몸의 기력은 좋아지는 결과를 가져올 수 있습니다. 특히 탄수화물로 인해 급증한 체지방이 줄어드는 효과를 볼 수 있습니다.

03

잘못된 체형을 교정하면 다이어트가 쉬워진다

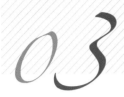 '예쁜 몸'의 기준은 체중계에 올라섰을 때 보이는 숫자가 아니라고 말씀드렸죠. 하지만 많은 분들이 그 숫자에 연연해요. 그래서 열심히 안 먹고 운동을 한 후에 기대되는 마음으로 체중계에 올라섰는데, 0.1그램도 빠지지 않은 숫자를 확인하고는 낙심하곤 하죠.

"아…… 정말 하기 싫다……."

사실 그 마음은 저도 충분히 이해합니다. 안 먹고 뛰는 게 얼마나 힘든데, 애꿎은 체중계에게 배신감마저 들 지경이죠.

또 이런 경우도 있어요. 체중은 엄청 줄어들었는데, 막상 거울을 보면 내 몸은 별반 크게 달라진 게 없는 것 같을 때요. 그때 정말 열받지 않나요? 이 정도 노력했으면 허리도 쏙 들어가고 배도 하나도 없고 다리 라인도 미끈하게 살아나고 허벅지 사이에 손도 들어가야 할 것 같은데, 왜 가슴만 작아지고 얼굴만 홀쭉해진 느낌이 나는 거죠. 몸무게만 줄이면 끝일 줄 알았는데, 그건 나만의 착각이었을까요.

건강하게 살을 뺀다는 것은 단순히 체중을 줄이는 문제만은 아닙니다. 충분히 날씬한데도 끊임없이 운동하고 노력하는 사람들도 그런 이유 때문이에요. 날씬하고 건강한 몸과 더불어, 옷발도 잘 받고 라인도 살아나는 아름다운 몸을 유지하고 싶은 거지요. 사실 살이 조금 있어도 체형이 바르게 균형이 잡혀 있으면 훨씬 보기가 좋습니다. 그만큼 라인이 예쁜 몸은 커버력이 좋다는 뜻이기도 해요.

하지만 무엇보다 중요한 것은, 균형 잡힌 몸은 다이어트에 시너지를 가져다준다는 사실입니다. 다이어트가 잘 되는 몸을 만들기 위해서 해독이 필수라면, 다이어트의 완성을 위해서 필요한 것은 바로 교정이라고 할 수 있을 거예요. 골반이 틀어져 있거나 자세가 바르지 못해서 통증을 호소하는 경우, 아무리 열심히 다이어트를 해도 그 효과가 떨어지는 경우가 많습니다. 그래서 저는 살을 빼기 위해 저를 찾아오는 분들에게 다이어트의 극대화를 위해 교정을 권해주는 경우가 있는데요, 올바른 체형 치료를 알게 되기까지는 저에게도 많은 시간과 노력이 필요했어요.

올바른 체형은 자신감을 가져다준다

사실 일찍부터 저는 체형에 대해 관심이 많았어요. 그러다 보니 자연히 잘못된 체형의 치료법에 대해서도 관심이 생겼습니다. 그렇게 시작된 체형에 대한 공부는 생소한 이름의 강의들로 이어졌지요. 추나요법부터 시작해 관절생리학, 근육학, 족부요법, 매선요법, 악관절치료법, 두개골 교정법, 그리고 상부경추교정법까지……. 정말 많은 수업들을 들으며 체형치료에 대한 공부를 하게 됐지요.

체형교정에 대한 대부분의 공부는 바로 근육에 대한 공부였어요. 그렇게 몸의 움직임을 만들고 지지하는 주요 근육들을 공부하면서 저는 깨닫게 됐죠. 잘못된 근육의 사용(흔히 우리는 '힘을 쓴다'고 하죠)으로 우리 몸에 얼마나 큰 불균형을 초래하는지 말이에요. 우리 몸을 지탱하는 뼈의 움직임은 근육에 의해 시작되거든요. 잘못된 근육의 움직임이 곧 잘못된 체형습관의 시작이었던 것이죠.

우리 몸에는 여러 종류의 주요 근육들이 있습니다. 그중 수의근[1] 들은 우리 스스로 조절 가능하단 점에서 특별합니다. 의식적으로 움직임을 조절할 수 있는 근육이기 때문에 맘대로근이라고도 불리는 이 수의근에 대해 공부하던 중 저는 교수님으로부터 충격적인 한마디를 듣게 됐어요. 사실 다른 사람이었다면 큰 충격으로까지는 다가오지 않았을지 모릅니다. 하지만 제게는 정말이지 정신이 번쩍 들게 만드는 한마디였죠.

"자신의 수의근도 제대로 다스리지 못하면서, 환자를 치료한다는 게 말이 됩니까?"

수업을 하던 중 제 자세를 본 교수님의 지적이었어요. 얘기를 듣자 저 스스로가 너무 부끄러워 쥐구멍으로 숨고 싶더라고요. 교수님의 말씀에 등 뒤로 식은땀이 흐르는 것이 느껴졌습니다. 그리고 그날부터 당장 제 몸에 잘못 배어 있는 나쁜 자세를 바꾸기로 결심했죠.

저는 곧장 운동을 시작하기로 했습니다. 단순히 다이어트를 위

---

1 자신의 의지에 따라 마음대로 움직일 수 있는 근육. 뼈에 붙어 있으면서 신체를 움직이게 하는 골격근과 뼈에 붙어 있지 않지만 피부가 움직이게 하는 표정근 등이 있다.

한 운동과는 다른, 체형 교정을 위한 운동 프로젝트였어요. 척추와 몸을 지탱하는 데에 정상적인 힘을 전달할 수 있게 해주는 운동들을 위주로 저는 체계적인 계획을 세웠습니다. 교정은 습관과 관련된 문제인 만큼 매일 하는 것이 더욱 중요했어요. 그래서 하루도 쉬지 않고 매일 하되 몸에 무리가 되지 않도록 시간은 20분에서 30분 정도로 길지 않게 잡았습니다. 그리고 바로 실행에 들어갔죠.

하루, 이틀, 사흘, 일주일…… 그렇게 두 달이 지났습니다. 처음에는 별로 변화가 없는 것 같아 실망했어요.

'이렇게 힘들게 매일 운동을 하는데, 별로 달라지지 않으면 괜히 헛수고만 하는 거 아니야?'

사실 그렇잖아요. 체형을 바로잡는 운동을 매일 한다는 게 어디 쉬운 일이겠어요. 더욱이 처음에는 아주 미미한 변화만이 일어났을 테니, 체감적으로 느껴지는 것도 없었을 테고요. 여태껏 이게 편하다고 생각하고 살아왔으니 그런 자세를 억지로 바로잡는다는 건 습관을 바꾸는 것과 마찬가지니 참 힘들더라고요.

그런데 두 달이 지나고 길을 걸어가다 쇼윈도에 비친 나를 힐긋 쳐다보는데, '헐!' 하는 소리와 함께 제 입에서 감탄사가 절로 나왔습니다. 거울 속에는 예전과는 사뭇 달라진 반듯한 모습의 한 남자가 서 있었던 거예요.

'이럴 수가! 내 걸음걸이와 자세가 완전히 달라졌구나!'

무용을 전공한 사람들 중에 뚱뚱한 사람을 본 적은 거의 없습니다. 그리고 그들의 자세를 보셨어요? 밥을 먹을 때에도 책상에 앉을 때에도, 편하게 텔레비전을 보고 있을 때에도 허리를 꼿꼿하게 세우고 앉아 있습니다. 걸음걸이도 매우 바르고 균형이 잡혀 있지요. 남자들은 그런 여자들을 볼 때면 '아름답다!'는 탄성이 저절로 나온답니다. 그리고 어딘가 모르게 자신감이 넘치는 느낌을 받게 되지요. 그건 곧 '매력 있는 여자'로 느끼게 만들고요.

자신의 몸이 곧고 바르면 마치 '난 다른 사람들과는 다르다'는 느낌을 갖게 됩니다. 이 '다르다'는 생각은 우리에게 자신감을 가져다주지요.

저 역시 바른 자세로 교정을 한 후 다른 사람들을 보았을 때, 얼마나 많은 사람들이 잘못된 자세로 생활하고 있는지 느끼고는 깜짝 놀랐습니다. 한 번 바른 자세를 갖고 나면 이후에도 지속적으로 바른 자세를 유지하기 위해 신경을 쓰게 됩니다. 자연스레 좋은 자세를 유지하는 습관을 갖게 되는 것이죠. 옷의 핏이 예뻐지는 것이야 말할 것도 없고요. 이러니 올바른 체형을 되찾게 되었을 때 자신감이 붙지 않는다면 그게 오히려 이상한 일이겠죠?

04

교정은 다이어트의 화룡점정이다!

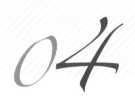 교정을 통해 변화를 경험하는 경우에 가장 드라마틱한 건 사실 성장클리닉이에요. 자세가 좋지 않아 성장에 방해를 받은 경우, 그동안 눌렸던 성장에너지가 일시에 폭발을 하면서 폭풍성장을 하는 경우가 있거든요.

예를 들어 골반이 틀어진 경우 비복근이 단단히 긴장되어 있는데, 우리가 흔히 '종아리 풀면 키 큰다'는 게 단순히 속설은 아닌 거죠. 그래서 한창 성장을 할 시기에는 근육에 긴장감을 주는 운동보다는 스트레칭을 해주는 게 훨씬 좋다고 해요. 교정은 긴장을 풀어주는 게 아니라 균형을 맞춰서 긴장이 없는 정상상태로 돌려주

는 거라고 보면 될 거예요.

성장 과정에 있는 사람들뿐 아니라 일반인도 교정을 통해 숨은 키를 찾는 사람들이 있어요. 특히 우리나라 사람들은 '큰 키'에 대한 로망을 대부분 갖고 있잖아요? 교정은 다이어트를 해서 몇 킬로그램을 감량하는 만큼이나 효과가 큰, 내 숨은 키 찾기도 해줄 수 있습니다. 비틀어지고 잘못된 체형을 정상상태로만 돌려줘도 어딘가에 숨겨진 내 키가 뽕 하고 나타나는 경우를 수없이 보았어요.

그런데 정작 저를 찾아오는 많은 분들은 자신의 체형이 현재 어떤 상태인지 잘 모르는 경우가 대부분이에요. 자신도 구부정하면서 똑바로 앉으라고 야단치는 어른들도 자신이 얼마나 구부정한 상태인지 모르는 것처럼, 다이어트를 하러 오는 수많은 여성들도 체중 줄이기에만 신경 쓸 뿐 살이 도저히 빠질 수 없을 만큼 나쁜 체형으로 굳어진 자신의 몸에 대해서는 별로 관심이 없어 보입니다.

오래도록 구부정하게 혹은 다른 나쁜 모습으로 생활해온 사람은 별 다른 이유 때문이 아니라 그냥 그 자세가 편하기 때문에 그렇게 온 것뿐이에요. 이미 등이 굽어버렸기 때문에 구부정한 그 자세가 편한 거죠. 등이 굽었으니 당연히 바른 자세로 등을 꼿꼿하게 편 상태가 더 불편할 수밖에 없습니다. 굽어버린 등을 펴기 위해서는 억지로 등근육에 힘을 주어야 하잖아요. 그러니 오히려 잘못된 자세보다도 바른 자세를 유지하려 할 때 더 큰 피로와 통증이 오는 거죠. 이때의 해결책은 무작정 바르게 앉아라가 아니라 굽어버린 등을 펴기 위한 체형치료법, 교정치료법을 적용할 수밖에 없는 것이지요.

물론 우리는 매순간을 바른 자세를 생각하며 움직이지 못합니다. 로봇이 아니니 1분 1초 그 모든 움직임을 의식하며 행한다는 것은 애초에 불가능한 일이에요. 하지만 중요한 것은 우리가 앉을 때, 걸을 때 그리고 서 있을 때 등 그 사소한 시간만 할애했더라도, 어떻게 자세를 잡느냐에 따라 체형이 바뀔 수 있다는 겁니다. 우리의 잘못된 체형 역시 의식적으로 만들어진 게 아니에요. 누군가는 90도로 앉아있던 자세보다 70도로 비스듬하게 취해본 자세가 조금 더 편해서, 또 누군가는 90도보다는 45도로 숙인 자세가 조금 더 편해서 취하게 된 자세가 잘못된 자세의 시작이었을 겁니다. 하지만 이렇게 시작된 비틀어진 자세를 계속 이어가다 보면 뼈의 각도가 더 틀어져버리게 되죠. 또한 근육과 인대 그리고 연골에도 무리를 주게 됩니다. 그렇게 어느 순간 잘못된 자세도, 바른 자세도 불편해지는 진퇴양난에 빠지게 되죠. 어떤 자세로 있든 통증을 느끼게 되는 몸이 되어버리는 겁니다.

정말 예쁜 몸을 원하세요? 우리에게 너무나 익숙한 이 표현의 말미에 저는 교정이 얼마나 중요한지 한 번 더 강조하려고 합니다. 이제 나의 체형 상태가 어떤지 간단하게 진단해보고, 생활 속에서 조금씩 치료해나갈 수 있는 방법을 가르쳐 드리려고 해요. 다이어트는 절대 한술 밥으로 이루어질 수 없습니다. 내 몸과 마음이 다이어트를 반길 수 있는 최적화된 상태로 만들어놓는 것, 그게 가장 중요해요. 그럼, 완벽한 내 몸의 라인 만들기에 도전해 볼까요?

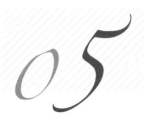

05

지금 내 체형은
어디가, 어떻게 잘못됐을까?

예전에 누군가 전지현을 보고 '골반 미녀'라고 부르는 것을 본 적이 있습니다. 생소한 표현이었지만 참 적절하다는 생각이 들었지요. 아마 예쁜 골반을 갖는 것은 모든 여성들의 로망이 아닐까 생각이 듭니다. 실제로 예쁜 몸매와 바른 자세는 골반을 바르게 하는 것으로부터 비롯됩니다. 골반은 마치 내장을 받치고 있는 그릇과 같아요. 골반이 불균형하면 몸은 야위었는데 배만 쑥 나오기도 하고 허벅지와 하체만 커지는 일이 벌어지기도 합니다. 체형교정이 중요한 이유에요. 골반 불균형은 대부분 잘못된 자세와 습관으로 생기기 때문이죠.

틀어진 골반은 휜 다리, 처진 엉덩이, 하체비만, 다리 길이의 차이 등 많은 문제들을 가져옵니다. 그러니 평소 주위사람들로부터 잘못된 자세를 지적받거나 다리가 휘었거나, 하체에만 유독 살이 붙은 사람이라면 골반에 문제가 없는지 반드시 체크해보아야 합니다. 또한 이처럼 외형적인 것이 아니더라도 허리 통증이나 신경통, 무릎 관절 질환이 있다면 역시나 골반에 문제가 생긴 것이 아닌지 의심해봐야 해요. 그리고 틀어진 골반은 내부 장기에 영향을 주기 때문에 더욱 중요합니다. 장기의 순환에 영향을 주어 아랫배나 뒷구리, 엉덩이와 허벅지 등 부분적으로 살이 붙는 일이 생기거든요. 이는 곧 여성들이 극도로 혐오하는 하체비만으로 이어집니다.

그렇다면 골반의 불균형을 체크해 볼 수 있는 몇 가지 간단한 방법들을 한번 이야기해 볼게요.

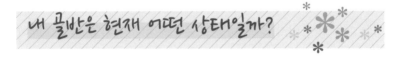

내 골반은 현재 어떤 상태일까?

첫째는 좌우 팔다리의 길이 차이입니다. 선천적으로 혹은 사고로 인해 뼈의 길이가 다른 것이 아닌데 좌우 팔다리의 길이가 다르다면 골반불균형을 의심해 보아야 합니다.

둘째는 한쪽으로만 눕는 것이 편한 경우입니다. 한쪽으로만 눕는 것이 편하다는 것은 이미 골반이 틀어진 체형으로 몸이 변해버렸다는 얘기입니다. 따라서 골반불균형이 의심되는 증상으로 볼 수 있는 것이죠.

셋째는 만성적인 허리통증입니다. 물론 골반의 불균형이 모든 허리통증의 원인은 아닙니다. 하지만 틀어진 골반이 허리통증을 야기하는 경우가 적지 않기 때문에 늘 허리통증을 느낀다면 골반불균형을 의심해 보아야 합니다.

넷째는 한쪽 다리에만 체중을 싣고 서는 자세, 일명 짝다리 짚은 자세입니다. 이는 골반의 위치가 달라져 버렸기 때문에 몸이 균형을 맞추기 위해서 비스듬히 서는 것입니다. 이러한 짝다리 자세가 편하다면 이는 골반의 위치가 달라졌다는 것, 즉 골반이 틀어졌다는 의미이므로 골반이 불균형해졌다는 것을 의미합니다.

다섯째는 하의가 한쪽 방향으로 돌아가는 경우입니다. 골반이 심하게 틀어진 사람의 경우, 발의 중심선과 배꼽선이 1cm 이상 차이가 나게 되어버리기도 합니다. 이렇게 골반이 불균형해지면 다리와 골반의 중심이 맞지 않게 된 것이기 때문에 치마가 돌아가는 일이 생깁니다.

여섯째는 처진 엉덩이입니다. 이 경우는 골반이 뒤로 많이 빠져 버렸을 때 생기는 경우로 엉덩이는 처지고 아랫배는 불룩 올라와 있다면 골반의 불균형을 의심해보아야 합니다.

일곱째는 팔자걸음을 걷는 경우입니다. 정상적인 걸음은 걸을 때 머리부터 발까지 물 흐르듯 온몸을 사용하는 것입니다. 하지만 몸 전체를 사용하지 못하면 이는 팔자보행으로 이어지게 되죠. 골반이 틀어진 탓에 그 흐름이 자연스럽지 못할 수 있으므로 의심해 보는 것이 좋습니다.

여덟째는 다리를 꼬고 앉는 것이 더 편한 경우입니다. 다리를 꼬고 앉는 것이 더 편하다는 사람은 앉을 때 골반의 높이가 맞지 않는다는 얘기예요. 따라서 이미 높이가 맞지 않아 버린 다리인데 꼬고 있는 것이 편하다고 더 꼬아 버린다면 이는 골반을 더욱 틀어 지게 만듭니다.

아홉째는 한쪽 신발 굽만 빨리 닳는 경우입니다. 무게중심이 발 전체에 골고루 가해지지 않고 어느 한쪽으로만 비정상적으로 실 리게 되면 신발 한쪽의 굽이 집중적으로 닳는 일이 생깁니다. 그러 니 골반의 불균형을 당연히 의심해 보아야겠죠?

마지막 열 번째는 아랫배가 유난히 많이 나온 경우입니다. 앞서 얘기했듯 골반은 우리 몸 안의 장기들을 받치고 있는 그릇과 같아요. 따라서 날씬한 체중임에도 유난히 배만 나왔다면 골반의 상태를 체크해 보아야 합니다.

06

일상에서 혼자서도 할 수 있는
골반 교정법

"어디서부터, 또 언제부터였는지는 모르겠지만 제 몸이 많이 망가지고 있다는 건 분명히 알 것 같아요. 하지만 어떡하죠? 매일 병원에 다닐 시간도 없고, 끼니도 제때 챙겨먹을 수 있는 환경이 아니에요. 제 체형은 교정을 받아야 할 정도로 많이 틀어졌다고 하셨는데, 이것 또한 시간을 내서 해야 하는 일이니 정말 막막하기만 하네요."

어릴 때 시험 기간이 되면 책상정리를 시작하고, 급기야 방청소에 안 하던 냉장고 청소까지 하는 친구들이 있습니다. 새로운 일을 시작한다는 것에 대해서 너무 거창하게 받아들이기 때문이고, 마

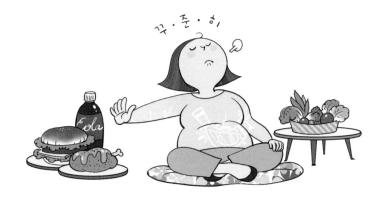

음의 준비가 꼭 필요한 경우이기도 하겠지요. 몰아서 한 번에 다 해버리면 집중은 잘 될지 모르겠지만 매일 조금씩 해온 사람을 이기기는 쉽지 않습니다. 제가 좋아하는 말 중에 '낙숫물이 바위를 뚫는다'는 말이 있는데, 매일 한 방울씩 떨어지던 물이 오랜 시간이 지나 바위까지 뚫는 힘을 발휘한다는 뜻이에요. 다이어트라는 친구를 받아들여야 하는 이유 또한 오래도록 함께 가야 하는 친구이기 때문이라고 했지요? 체형 교정 역시 한 번에 모든 걸 바로잡겠다는 생각을 버리고, 제가 했던 것처럼 매일 조금씩 작은 것부터 꾸준히 바꾸어나간다면 언젠가는 몰라보게 달라진 자신을 발견할 수 있게 될 거예요. 자, 그럼 혼자서도 쉽게 할 수 있는 교정법을 알려줄게요. 꾸준히 하면 다이어트에 엄청난 시너지가 난다는 것, 잊지 마세요!

바르게 누운 뒤, 허리에 둥근 물건을 받쳐주는 교정법입니다. 허리가 많이 아프다면 수건을 말아서 받치는 것으로 시작해 이후에는 긴 원통모양의 단단한 물건을 받치는 것으로 나아가면 됩니다.

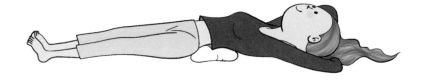

스트레칭은 다른 게 아닙니다. 근육을 자극해주는 것이 곧 스트 레칭입니다. 자세를 교정하는 운동을 할 때 이마, 눈, 뺨, 입술, 혀 까지 자극을 주며 운동해보세요. 동안을 만들어주는 비법이 얼굴 근육을 자극한다는 사실은 이미 많은 사람들이 알고 있습니다. 마 찬가지로 젊은 몸을 갖고 싶다면 온몸의 근육들을 자극시켜 주면 됩니다.

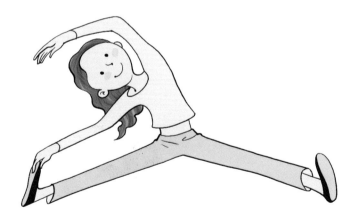

　걷기는 자세교정뿐만 아니라 다이어트에도 가장 필수적인 운동입니다. 중요한 것은 무작정 걷기만 하는 것이 아니라 바른 자세로 걸어야 한다는 거죠. 그냥 걷지 말고 자세에 신경을 쓰며 걸어보세요. 스스로의 걸음걸이를 잘 모르겠다면 핸드폰 동영상으로 찍어서 직접 눈으로 확인하는 것이 걸음걸이를 교정하는 데에 큰 도움이 됩니다. 걷기 운동을 할 때는 아래의 팁을 참고하세요.

● **걷기 전에 워밍업부터**
　운동 전 맨손체조나 준비운동을 통해 워밍업을 한 후 체온이 적당히 오른 후에 시작하도록 합니다. 주로 사용하는 무릎과 발목, 어깨 관절 등을 스트레칭을 통해 풀어주는데 한 동작 당 15~20초가량 유지해주는 것이 효과적입니다.

● 걷기운동 주 3~5회 정도가 적당

걷기 운동은 30분~1시간 정도로 시간을 정하고 약 3~4km 정도 거리를 약간 빠른 걸음으로 걷는다고 생각합니다. 처음 1~2주는 운동 목표량만큼 걷지 못하더라도 너무 조급해하지 말고 자신의 몸 상태에 맞춰 계획을 짜도록 합니다.

● 올바른 걷기운동 자세

1) 턱을 아래로 당기고 시선은 전방 15도 위 또는 20~30cm 앞을 봅니다.

2) 어깨와 등은 곧게 펴고 손목에 힘을 뺀 후 주먹을 살짝 쥐고 앞뒤로 자연스럽게 흔들어줍니다.

3) 허리를 곧게 펴고 배에 힘을 주어 자세가 흐트러지지 않게 걷습니다.

4) 걸을 때 발뒤꿈치-발바닥-발가락 순으로 바닥에 닿도록 걷고 발이 바깥쪽이나 안쪽을 향하지 않게 11자를 유지하면서 걷습니다. 보폭을 너무 넓게 할 경우 허리에 무리가 갈 수 있으니 어깨 넓이 또는 그보다 작은 보폭을 유지합니다.

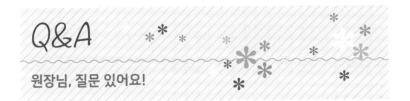

Q 작년과 올해 두 차례나 다이어트를 위해 한의원에서 한약을 처방받아서 먹었어요. 한약이 좋았는지 효과를 보긴 했지만, 맛이 역해서 도저히 끝까지 먹지를 못하겠더라고요. 그러다 보니 지속이 안 되고 다시 살이 쪘고, 최근엔 사정상 운동까지 못하게 되니 체중이 더욱 급격히 늘어났어요. 한방 다이어트 약은 모두 맛이 역할 수밖에 없는 건가요?

A 운동을 못하게 되면 대사량은 줄고 식욕은 늘어납니다. 게다가 다이어트 효과를 높여주던 한약도 역해서 못 먹게 되었으니 당연히 체중이 급증했겠지요. 다이어트에 필요한 약재들을 섞어 물약으로 만들다 보면 특유의 맛이 나는 것은 어쩔 수가 없습니다. 그 역한 맛 때문에 중도에 포기하는 사람들을 돕기 위해 연구해서 나온 것이 바로 '환으로 만들자'는 것이었습니다.

여신환은 단순히 약재분말로 만드는 게 아니라, 약을 끓여 농축한 액으로 만듭니다. 그래서 한약 냄새도 거의 없고, 농축을 했기 때문에 일반 환약보다 효과는 상당이 뛰어납니다. 위의 경우 체지방과 복부지방이 높고 전체적인 맥과 기초대사 에너지는 많이 떨어져 있을 가능성이 높습니다. 이 경우 복부의 독소를 없애고 여신환을 처방받는다면 큰 효과를 볼 수 있습니다. 금세 옷 사이즈가 줄어들 거예요. 그리고 기존에 먹던 물약보다는 훨씬 복용하기가 쉬울 것입니다.

Chapter

3

'여신환'과 함께하는
'여신' 되기
12주 프로젝트

현인은 느린 듯하지만,
능숙하게 계획을 짤 줄 안다.

- 중국 고전, 노자 〈도덕경〉 하편 10장

01

예쁜 여자들만 먹는다는
'여신환'의 비밀

종종 텔레비전을 보면 다이어트와 관련된 프로그램을 합니다. 그러면 저는 유심히 들여다보곤 하지요. 한번은 살이 많이 찐 한 여자와 호리호리한 체형의 남자가 나와 자신들의 속내를 털어놓는 프로그램을 본 적이 있습니다. 두 사람은 약 7년 이상 교제를 했고, 어릴 적부터 함께 해왔던 터라 서로를 매우 잘 알고 관계도 좋았다고 하더군요. 편안하면서도 깊은 관계는 오래도록 지속됐습니다. 7년 전, 교제를 시작할 당시 두 사람의 모습을 보니 참 예쁘더군요. 건강미 넘치는 여대생 모습의 여자도, 까까머리의 군바리 복학생인 남자도 말이에요.

그러던 어느 날, 남자친구는 여자에게 이별을 선포합니다.

"우린 2년 동안 동거를 했어요. 결혼하기엔 다소 이른 나이여서 2~3년 정도 동거를 한 후에 결혼을 하려고 했죠. 집안끼리도 워낙 잘 알고 해서, 우리가 헤어질 거라곤 전혀 생각지 못했어요. 남자친구가 무슨 생각을 하고 있는지…… 전혀 몰랐어요."

자존심이 강한 여자는 '알았다'는 한마디로 남자의 제안을 받아들이고 집에 처박혀 친구들과 술을 먹으면서 말합니다. 그동안 둘 사이에 있었던 일에 대해서 친구들에게 이야기를 늘어놓다 보니, 둘 사이가 그렇게 좋았던 것만은 아니라는 걸 비로소 느낄 수가 있었습니다. 남자는 최근 1~2년 사이에는 여자와 함께 쇼핑을 가도 옷 입는 걸 봐준 적이 없고, 예쁜 선물을 잘하던 그가 그런 걸 잘 하지도 않고, 스킨십도 예전보다 훨씬 줄어든 것 같고, 데이트 외에 다른 약속이나 모임도 잦아진 것 같고…… 그렇게 이야기를 하다 보니, 일전에 남자와 주고받았던 말이 어렴풋이 떠오르는 겁니다.

"자기…… 나 살 빼야겠어. 진짜 이대로는 아니지 않아?"

"아니, 왜…… 지금도 이쁜데 뭘."

"진짜야? 근데 맞는 옷도 하나도 없고…… 가끔 스트레스가 된다니깐."

"그래? 지금도 충분히 예쁘긴 한데…… 너가 그렇게 신경 쓰이면 빼는 게 낫겠지. 조금씩만 해보든가. 건강에도 그게 낫잖아."

그런저런 생각을 하다 보니 여자는 소름이 끼쳤습니다. 나보고 항상 '예쁘다'고만 해주던 남자친구가, 설마 이제 자신의 변화된 외모를 더 이상 견딜 수 없어서 떠난 걸까? 여자는 답답하고 화가 난 마음에 남자를 찾아갑니다. 그리고 묻습니다.

"너…… 나보고 예쁘다고 한 거 다 거짓말이었어? 내가 살찐 게 싫어서 떠난 거야?"

당연히 남자는 아니라고 합니다. 대신 이렇게 말하는 거죠.

"너무 익숙하고 편안해진 관계가…… 싫어서. 우리에겐 변화가 좀 필요했던 게 아닐까."

여자는 '됐다'고 말하며 울면서 집으로 돌아와 침대에 엎드린 채 오랫동안 생각을 합니다. '예쁘다더니, 괜찮다더니, 상관없다더니…….'

다시, 여신이 될 수 있다

텔레비전 프로그램이었으니 두 사람은 비극이 아닌 해피엔딩으로 끝이 났습니다. 남자는 인터뷰를 통해 그동안 자신이 여자친구를 보아오면서 느꼈던 솔직한 감정들을 털어놓았고, 두 사람은 우선 상담을 통해 서로에게 어떤 부분이 서운하고 아쉬웠는지를 이야기했어요. 그리고 오랫동안 함께 쌓아온 많은 감정과 추억들을 되새기며, 다시 한 번 서로의 마음을 확인하고 사랑을 유지하기 위해 노력하는 방법도 조금씩 배워가고 있다고 했습니다.

저는 그것을 보며 한 가지 부분에서 매우 깊은 인상을 받았습니다. 남자와 여자의 생각 차이가 참으로 크다는 것에서 말이죠. 남자는 자신이 사랑하는 사람이 정말 예쁘기 때문에 '예쁘다'고 말하는 것은 맞지만, 변화한 그녀의 모습이 그전보다 예쁘거나 객관적으로 정말 예뻐서 '예쁘다'고 말하는 건 아닙니다. 아마 당신은 알고 있을 거예요. 대부분의 남자들은 '예쁜 여자'를 좋아한다는 것을요. '예뻐서 싫다'고 말하는 남자들은 없을 겁니다. 절.대.요!

저도 남자이기 때문에 아주 솔직하게 말하자면 자신을 방치하고 건강에 무리가 갈 정도로 살이 많이 찐 상태의 여자가 예뻐 보이지는 않습니다. 그보다는 자신을 잘 관리해서 얼굴도 몸도 건강미 넘치는 여자가 훨씬 예뻐 보이는 게 사실이에요. 그런데 생각해보세요. 저는 그게 어쩌면 당연한 거라고 생각을 합니다. 그만큼 후자 쪽은 자신의 삶에 더 많이 시간과 노력을 투여했을 테니까요. 그에 따른 적당한 보상을 받는 거라고 생각해요. '참 멋진 여자구나.' '참 아름다운 여자구나.' 남자들은 그런 여자를 향해 박수를 보냅니다. 여자들도 그러지 않나요? 송승헌이나 김수현처럼 자신의 몸을 멋지게 가꾸고 유지해 나가는 남자들을 보면서 '진짜 몸 좋다!' '진짜 멋있다!' '조각이네……' 하고 말이에요?

　살이 찌면 우리 삶의 많은 부분들이 변화됩니다. 단순히 입는 옷들이 변하고, 냉장고 안이 변화하고, 먹는 음식의 종류와 양만 변화하는 게 아닙니다. 주변 사람들이 나를 바라보는 시각도 변하고, 남자친구의 생각도 변하고, 무엇보다 나 스스로에 대한 마음이 변하기 시작합니다. 반대로 살이 빠지면 그때에도 이와 똑같은 부분들에서 변화가 일어납니다. 단순히 입는 옷, 먹는 음식들, 생활습관만 바뀌는 것이 아니라 주변 사람들이 나를 바라보는 시선과 남자친구의 눈빛 그리고 무엇보다 나 자신을 바라보며 웃음 짓는 자신을 발견하게 되지요. 조금 더 예쁘게 만들어주고 싶고, 무얼 하든 잘할 수 있을 것 같고, 주말에는 예쁜 옷 입고 교외에 나들이도 한번 해보고 싶고, 기름진 음식들보다 훨씬 가치 있는 무언가를 해보고 싶어 하는 자신의 모습을 만나게 됩니다.

'옛날에 나는 이랬다, 한때 내가 이랬다.'는 생각들은 이제 그만 접어두고 오늘의 나를 가꾸기 위한 시작을 해야 해요. 이번 장에서 소개할 '여신환'은 당신이 '다시' 여신으로 부활하는 데 결정적인 도움을 줄 것입니다. 저를 믿어도 돼요. 왜냐고요? 부산에는 많은 여신들이 실제로 존재하니까요.

우리는 우스갯소리로 그런 말을 합니다. '부산에는 여신환을 먹는 여자가 없다'고요. 저를 찾아오는 여성분들은 넘쳐나지만, 실제로 그 여성분들은 그 누구에게도 저를 만났다는 이야기를 하지 않습니다. 즉, 저는 다이어트를 위해, 아름다운 몸을 위해, 다시 여신이 되는 것을 돕기 위해 여신환을 처방하지만 그 조그만 환은 여자들의 비밀 무기가 되는 셈이죠.

02

다시는 살찌지 않는 몸으로 만들 수 있다

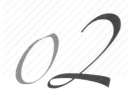

    "한약 먹고 살 빼는 게 너무 고통스럽다!"고 호소하는 분들이 많이 있습니다. 한방으로 다이어트를 하는 방법의 가장 힘든 점은 우선 먹기가 힘들다는 것. 한 봉지의 물약은 정말이지 쓰디쓰니까요. 어떤 분들은 그걸 매순간 '사약' 마시듯 먹는다고 표현도 하더군요. 어쨌든 맛도 없는데 부피도 커서 가방에 세 봉지씩 넣어 다니며 식전에 그걸 먹고 밥맛이 없는 채로 하루를 버텨야 한다는 게 참 힘들다고요. 게다가 단기간에 끝내고 싶어 한 달 혹은 두 달 프로그램을 짜서 '독하게' 약을 먹고 단번에 끝내버릴 계획을 짜는데, 그렇게 성공했다는 이야기는 거의 들어본 적이 없습니다. 길어야 몇 달간 쑥쑥 빠진 몸을 즐길지는 몰라도 결국 다시 되돌아온 몸을 한탄하면서 그 고통스러운 기억을 떠올립니다. 쓰디쓴 사약을 먹던 그 시간들을요. 그리고 고민하겠죠.

'다시 해야 하나? 날씬하게 지낼 수 있는, 단 몇 달을 위해서. 아니, 아니야. 이번에는 성공할 수 있지 않을까? 그 다이어트가 끝난 이후 죽을 때까지 아무것도 먹지 않고 버틸 수만 있다면······.'

양약으로 다이어트를 하는 경우도 주의해야 합니다. 때때로 어떤 사람에게는 그 약의 성분이 치명적으로 작용할 수도 있거든요. 그걸 모른 채로 일단 살만 빼고 보자, 잠깐인데 뭐 어때, 하고 자신의 건강 상태를 체크도 하지 않은 채 복용을 하게 된다면 되돌릴 수 없는 심각한 상황으로 치닫게 될 수 있습니다. 다이어트 약을 처방받거나 사러 갈 때에는 반드시 의사와 자신의 상태와 약을 복용한 후의 상황에 대해서 신중하게 상담을 해야 합니다. 한약이든 양약이든 살을 빼기 위해 처방을 받는다면 자신의 몸을 체크하는 것은 필수적이에요. 그러지 않고 나중에 의사들만 탓해서는 안 될 거예요. 살을 빼고 싶다는 목적 때문에 그 결과만 중요하게 생각하고 달려가는 모든 다이어터들에게도 분명 문제는 있으니까요.

여신환은 결과만큼이나 과정을 중요시하는 저의 다이어트 가치관에서 나온 결정체라고 할 수 있어요. 제가 여성의 아름다움에 얼마나 관심이 많은지는 더 강조하지 않아도 이미 아시리라 봅니다. 그러다 보니 저는 늘 고민, 또 고민을 했던 거죠. '어떻게 하면 조금 더 쉽고, 편하고, 즐겁게 다이어트를 할 수 있을까.' 하고요. 그리고 제 마음에 철칙을 세웠습니다.

- 첫째, 쉬워야 한다.
- 둘째, 생활에 불편함을 주지 않아야 한다.
- 셋째, 각 사람들의 체질과 건강상태에 따라 다르게 처방할 수 있어야 한다.
- 넷째, 건강에 해가 되지 않아야 한다.
- 다섯째, 맛없지 않아야 한다.
- 여섯째, 요요가 오지 않아야 한다.

이 모든 것을 충족시키는 약을 만든다는 건 물론 쉬운 일은 아니었어요. 지금도 매일, 조금씩이라도 더 업그레이드를 시키기 위해 노력하고 연구하고 있으니까요. 지금 그 과정을 돌아보면 가끔 웃음이 나기도 하고 한의사로서 저 자신이 대견스럽기도 합니다. 정말 수없이 많은 재료들을 버리고 사기를 반복하면서, 손톱보다도 작은 한 알의 환을 만들어내기 위해 노력한 과정들을 생각하면 말이에요.

'여신환'은 그러한 과정 속에서 탄생한 제 노력의 산물이라 볼 수 있습니다. 오래도록 굳어진 인간의 습관을 하루아침에 바꾸긴 쉽지 않아요. 매일 기름진 음식 먹기를 좋아하고 식간에 간식도 먹고 하루 세 잔 커피도 마시던 사람에게, 샐러드와 고구마만 하루에 한 끼 먹으면서 살라고 한다면 그게 될까요? 그건 곧 고통이자 우울감을 안겨주는 일이 됩니다. 그래서 저는 우리 스스로의 노력과 함께 약에 살짝 의존을 하자고 권유합니다. 내 몸을 더욱 건강하게 만들어줄 수 있는 좋은 약이라면, 나를 고통스럽게 하지 않는다면, 마다할 이유가 없지 않겠어요?

게다가 여신환은 처방을 할 때 절대 무리한 방식으로 하지 않습니다. 다이어트는 건강해지기 위해 하는 것이지, 아프려고 하는 게 아니잖아요. 며칠만 예쁘게 살고 남은 평생을 아프고 못나게 살 게 아니라면 이제 선택을 해야 합니다. 두 번 다시는 살찌지 않는 몸으로 만들기 위한, 위의 여섯 가지를 충족시킨 결정체, 여신 환을요.

〈여신환〉

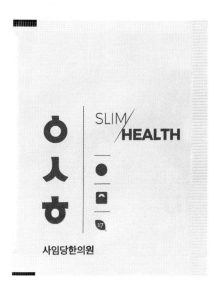

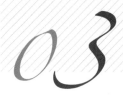

이번 생은 너다!
100% 성공이 가능한 이유

 저를 찾아오는 여성분들에게 제가 하는 말 중 가장 위로가 되는 말은 이것이었다고 합니다.

"어렵지 않게 하세요. 정말 쉽게, 간편하게, 고통스럽지 않게 할 수 있습니다."

의지는 본능을 이길 수 없다고, 이 책의 첫 부분에서 이야기한 적이 있잖아요. 맞아요. 우리의 의지는 늘 본능에게 당합니다. 힘들 때는 달달한 걸 먹고 기분을 좀 풀어줘야 하는데, 다이어트 때문에 그조차 할 수 없게 됐을 때 우리는 생각합니다.

'이렇게 살아서 뭐하나……'

거울을 볼 때마다 예쁜 옷을 입지 못하게 된 현실이 그렇게 싫으면서도, 또다시 본능에 지배당하는 거죠. 맛있는 거 먹고, 안 좋은 거 먹고, 입이 원하는 것만 먹으면서도 그리고 춥고 덥고 피곤한데 운동이 웬말인가요. 정말이지 우리의 본능은 다이어트와는 참으로 거리가 멀다고 볼 수 있겠네요.

그 본능을, 우리의 의지만으로는 꺾기가 힘들기 때문에 저는 여신환을 만들었습니다. 식사량은 조금만 줄이고, 운동도 조금만 하고, 여신환의 도움을 받는다면 다이어트는 쉬워질 수 있습니다. 사전에 저와 밀착 진단을 하고, 몸에 절대 무리가 가지 않도록 계획을 짜기만 한다면요. 그리고 이 계획을 짜는 시간조차 행복하고 즐거운 시간이 될 수 있다는 걸 약속할게요. 자, 우리 한번 얘기해 볼까요? 한방 다이어트 혹은 양방 다이어트를 무리하게 감행했을 때, 가장 힘든 점이 무엇이었나요?

"심장이 너무 두근거려요."

"시시때때로 어지러워요."

"손이 덜덜 떨려요. 일상생활이 힘들어요."

"잠이 잘 안 오고 두통이 심해요."

한방으로 다이어트를 할 때 이 증상들은 특정 약재로 인해 불가피할 수 있습니다. 하지만 이 증상들이 일상생활 속에 강하게 나타난다면 정말 힘들 거예요. 예쁜 것도 좋지만 일도 해야 하고, 사람들과의 관계도 해야 하잖아요. 그 모든 것을 차단하고 병자처럼 생활하면서까지 다이어트를 할 수는 없는 노릇이죠. 여신환은 이 모든 증상들을 대폭 줄이고, 또 줄여서 거의 불편함을 느끼지 못하게 만들었어요. 그래서 저는 여신환을 '사임당 한의원의 야심작'이라고 말하기도 합니다.

건강한 다이어트, 가능하다

"저 어떡해요, 원장니임~~~~~!"

울상을 한 반가운 얼굴의 여성분이 한의원을 찾았습니다. 그런데 그분을 보고 깜짝 놀랐어요. 일전에 저와 함께 여신환으로 극적인 변화를 경험하신 분이었거든요. 저를 찾아왔을 당시 한방 다이어트를 어찌나 열심히 했는지 두통과 심장 두근거림은 이제 당연하게 받아들일 정도로 익숙해졌다고 말하면서, 힘듦을 호소하는데 제 마음이 다 아팠더랬어요. 저는 그분과 함께 힘들지 않은 다이어트를 하자고 말했고, 우리는 6개월 프로젝트를 짜고 극적인 변화에 성공을 했습니다. 단순히 체중을 빼는 게 중요한 상황이 아니었어요. 그 여성분의 경우 몸의 대사기능이 저하되어서 체중이 증가하고 있었거든요. 즉 밥을 한 공기를 먹어도 반 공기만큼밖엔 에너지로 활용이 안 되고, 나머지는 계속 몸에 쌓여왔던 거예요. 그래서 대사기능저하를 해결하는 게 급선무였어요.

저와 그 여성분은 차근차근 과정을 밟았습니다. 그동안 상처받은 마음도 치유하고, 절식과 폭식을 반복하는 습관 때문에 지친 몸도 다이어트를 잘 받아들일 수 있는 몸으로 만들기 위해 노력했죠. 그렇게 10킬로그램을 빼고 날씬한 몸이 되었는데, 결혼 후 출산과 함께 다시 20킬로그램이나 살이 찐 거였어요. 저와 한 모든 약속들은 지키지도 못했을뿐더러 출산 및 산후우울증 때문에 관리를 못한 탓이었죠.

하지만 우리는 어떻게 해야 하는지 이미 알고 있었고, 함께 다시 계획을 짜고 천천히 다이어트를 시작했습니다. 그리고 얼마 지나지 않아 가장 날씬하고 아름다웠던 모습을 되찾을 수 있었어요. 무엇보다 출산으로 인해 지친 몸과 마음을 회복하고 건강한 몸 상태로 만들어주는 것이 급선무였기 때문에 그걸 우선적으로 했던 것이 성공의 큰 바탕이었다는 생각이 듭니다. 그리고 저와 함께 즐겁고 행복하게 또 건강하게 다이어트를 했다는 것이 가장 좋았고요.

저를 찾아오기 전에, 여신환을 만나기 전에 했던 한약 다이어트는 이제 생각도 하고 싶지 않다고 그분은 아직도 그렇게 이야기를 하곤 합니다.

물약으로 된 한약을 먹을 때 많이 힘들다고 했지요? 그 모든 불편함들은 한약 속에 있는 '마황'이라는 약재로부터 대부분 비롯됩니다. 우리가 감기에 걸렸을 때 주로 사용하는 한약재인데, 왜 감기약을 먹으면 열이 확 올랐다가 땀이 쫙 빠지면서 감기가 낫는다고들 하잖아요. 마황은 한마디로 지방을 태워버리는 효과를 내는 한약재인데, 이렇게 태우는 과정에서 오는 부작용들이 바로 심장이 두근거리고 두통과 어지럼증을 호소하고 불면증이 생기는 것들이거든요. 저는 그 부분에 초점을 맞추고 정말 오랫동안 연구를 했습니다. 그런 증상이 없이 다이어트를 할 수는 없을까, 하고요.

마황이라는 약재는 몸에 무리가 가지 않을 정도로 처방한다면 좋은 작용을 하는 약재입니다. 하지만 무리하게 살을 빼려고 하기 때문에 적정량 이상의 마황을 넣게 되고, 그에 대해 부작용이 따르는 것이기 때문에 절대 좋다고 볼 수가 없습니다. 그래서 여신환은 고농축을 해서 먹기 쉽게 만듦과 동시에 마황의 비율을 조절해서 일일 섭취량에서도 한참 떨어뜨려 절대 건강에 무리가 가거나 생활에 불편함이 발생되지 않도록 만들었습니다.

다이어트와 건강, 두 마리 토끼를 모두 잡기 위해서 개발한 결과라고 할 수 있어요.

〈여신환의 내용물〉

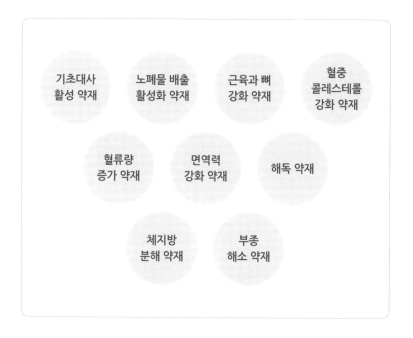

저는 여신환을 '황금 밸런스'를 갖춘 환이라고 부릅니다. 덱스트린과 같은 흔히 다이어트 약에 쓰이는 첨가물은 절대 쓰지 않았고, 유효한 약재성분만으로 가득 채웠으니까요. 무수한 테스트 과정, 고민과 노력을 통해서 아름다워지고 싶은 여자들을 괴롭게 하는 부분들을 최소화하고 좋은 것들로 구성된 것이 바로 여신환입니다.

때때로 손이 떨리고 심장이 두근거리는 증상 외에도 소화가 잘 안 된다거나 울렁거린다고 말하는 분들이 있어요. 또 한약을 먹으면 식욕이 억제되기 때문에 장 운동이 활발히 일어나지 않거든요. 그래서 변비가 생기는 경우도 많습니다. 이런 어려움을 호소했더니 "안 먹었으니 안 나오는 게 당연하죠." 하는 퉁명스런 피드백에 상처를 받았다는 분들도 있더라고요. 다이어트하느라 가뜩이나 몸도 마음도 힘든데, 그런 소리까지 들으면 얼마나 힘들겠어요. 처음부터 그런 증상들을 최소화해서 소화장애를 없애고 장 운동도 활성화시킬 수 있도록 약을 지었으니 여신환은 그야말로 황금 밸런스라고 할 수 있을 거예요. 그러니 여신환으로 다이어트를 한다면, 그런 서러움 따위 이제 날려 버려도 됩니다.

예뻐지기 위해서 감수해야 할 불편함이 너무 많기 때문에 결국 다이어트를 포기하게 되는 경우가 대부분이라고 생각해요. 하지만 여신환. 여성의 지갑 속에 숨겨진 작은 이 한 알의 비밀은, 실은 우리의 몸을 건강하고 아름답게 가꾸어줄 수 있는 시작이자 마지막이 될 거라고 자신 있게 말하고 싶어요. 정직하고, 진심 어린 마음으로 만들어낸 결과물은 결코 우리를 배신하지 않는다는 걸 믿으니까요. 그러니 이번 생의 다이어트는, 여신환과 함께하는 것도…… 나쁘지 않겠죠?

04

요요 없는 다이어트, 가능하다

2013년쯤, 한 여성이 저를 찾아왔습니다. "이 원장님…… 맞으시죠."라며 입을 연 그녀는 자신이 찾아온 이유에 대해 이야기하기 시작했어요.

"소문을 듣고 찾아오게 됐습니다. 남자친구와 헤어진 후 몇 달 동안이나 우울한 상태로 방에 처박혀 지냈어요. 주변에서 도저히 이대로 안 될 것 같다고 해서 소개팅을 하기로 했는데, 보시다시피 지금 상태로는 누굴 만난다는 것 자체가 힘들 것 같아서요. 빨리, 안전하게 살을 뺄 수 있는 곳이 있다고 해서 찾아왔어요. 가능할까요?"

그녀의 목표는 정확히 한 달 동안 10킬로그램. 운동을 싫어하고 규칙적인 생활이 힘든 직업이라는 점도 감안해달라고 하더군요.

"아무래도 병원을 잘못 찾아오신 것 같습니다. 저희는 그런 식으로 살을 빼지 않습니다."

저는 그녀에게 지금 당장 약을 지어줄 수 없으니 일단 집으로 돌아가라고 말해주었습니다. 굉장히 황당한 눈빛으로 나를 쳐다보더군요. 그래서 제가 이렇게 말했습니다.

"좋습니다. 두 가지 중 하나를 선택하세요. 지금 당장 한 달 동안 10킬로그램을 감량한 후 평생 뚱뚱한 몸으로 살 것입니까. 아니면 한 달에 3~5킬로그램을 빼면서 평생 날씬한 몸으로 살겠습니까?"

그녀는 잠시 생각하더니 제 말을 이해한 듯 웃으며 말했습니다.

"제가 마음이 너무 급했네요. 그렇게 하면 무리가 된다는 걸 알면서도 천천히 하다가 중도 포기하면 전부 도루묵이 될 것 같아서…… 다이어트, 정말 힘들잖아요."

다이어트라는 친구는 우리의 습관을 바꾸어 놓습니다. 건강하고 살 안 찌고 미모를 오랫동안 유지하기 위한 생활습관과는 한참 거리가 먼 우리의 삶을, 그 반대로 바꿔놓기 위해 불철주야 노력하는 친구거든요. 그런데 그 습관을 만들어나가는 것이 참으로 힘듭니다. 그래서 우리는 약에 의존을 하고, 안전한 범위 내에서 다양한 방식으로 도움을 받게 됩니다. 하지만 그 방식이 올바르게 행해져야만, 우리가 가장 두려워하는 '요요' 없는 다이어트가 가능하다고 봅니다. 그 과정에서 가장 먼저 내려놓아야 할 것! 그것은 바로 '지금, 당장, 최대한 빨리' 살을 빼야겠다는 생각입니다. 고도비만이나 특수한 경우에는 극단적인 처방이 필요하기도 합니다. 저희도 그런 경우를 위해 '여신환 블랙'이라는 조금 더 강화된 환을 만들기도 했으니까요. 하지만 일반적인 경우에는 '지금,

〈여신환 블랙〉

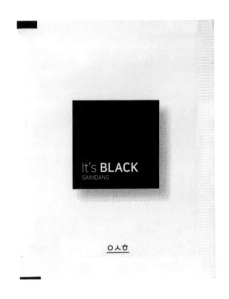

당장, 최대한 빨리'가 '영원히, 반복되는, 끝없는' 다이어트가 될 수 있다는 점을 명심하세요.

어쨌든 저는 마음 급한 그 여성분과 이야기를 나누고, 제가 늘 해오던 대로 세 가지 단계를 설명해주었습니다.

- Step1. 그 사람의 몸에 가장 적합한 안전한 약을 처방한다.
- Step2. 심리적으로 위축되어 있는 부분을 바로잡고 자존감을 회복한다.
- Step3. 조절된 상태를 계속 유지할 수 있도록 한다.

Step1은 몸의 상태를 제대로 진단하고, 질려서 관두거나 힘들어서 포기하지 않고 다이어트를 위한 습관을 들이기 위한 첫 번째 발걸음입니다. 사실 정말 많은 사람들이 다이어트를 제대로 해보지도 않고 질려버리기부터 하잖아요. 언젠가 한 분은 '마녀 수프'라는 걸 한 달 동안 먹으려고 토마토를 몇 박스나 사가지고 와서 수프를 끓여먹은 적이 있는데, 일주일도 안 돼서 두 번 다시는 어떤 다이어트도 하고 싶지 않을 만큼 다이어트 자체에 대한 혐오감이 생겼다고 하더군요. 물론 결과는 실패였고 그 보상심리 때문에 하루 세 끼 두 줄씩 한 달 동안 김밥과 떡볶이와 순대(김떡순)를 먹은 탓에 심각한 요요가 왔다고요. 그리고 더 안타까운 건 지금도 여전히 다이어트 중이란 사실입니다.

제가 '안전한 약'에 의존하라고 당당하게 말하는 것은, 그만큼 살을 뺀다는 것 그리고 살이 찌지 않는 습관을 몸에 익숙하게 만드는 것이 어렵기 때문입니다. 항상 얘기하지요. '편하게 빨리' 빼고 싶다고요. 하지만 당신도 이미 여러 가지 방법을 다 해봤잖아요. 그리고 충분히 알고 있고요. 결코 그런 방법은 없다는 것을 말이에요. 다이어트는 결코 쉽게 '먹는 것'을 이기지 못합니다. 그래서 다이어트가 '먹는 것'과 싸울 수 있도록 내게 맞는 적절한 약을 선택하고, 활용할 수 있어야 합니다. 이미 굳어진 습관은 매우 무섭기 때문에, 그 습관을 하나씩 떼어내기 위해 도움을 좀 받자는 얘기지요.

그렇게 조금은 쉬워진 다이어트에 착수를 하게 되면, 애당초 가졌던 욕심보다는 조금 더디긴 하지만 조금씩 몸이 변화되어간다는 것을 느끼게 됩니다. 오랫동안 별별 방법을 다 동원했지만 결코 되지 않았던 다이어트가 시작되었다는 것을 알게 되는 거지요. 그러면 저는 두 번째 단계로 들어갑니다. 이제 마음의 병을 치유하기 시작하는 겁니다.

살이 찌면서 스멀스멀 마음을 파고들었던 굴욕감, 자괴감…… 이제 이런 단어들이 두 번 다시는 내 것이 되지 않도록 지워버리는 겁니다.

그렇게 되면 이제는 몸이 꿈틀거리며 변화되기 시작합니다. 그러면 마지막으로 Step3 서서히 약을 줄이면서 약에 대한 의존도를 떨어뜨릴 수 있어요. 더욱 건강하게, 더 편안하게, 살이 찌지 않는 몸으로 변화되어 가는 것이죠. 먹은 만큼 매일 운동해서 체중을 줄이기는 쉽지 않아요. 《누구나 10kg 뺄 수 있다》를 쓰신 유태우 박사님은 운동만으로 체중을 줄이는 건 '불가능'이라고 이야기했을 정도니까요. 그 생각에는 저도 전적으로 동의합니다. 필라테스, 요가만으로 살을 뺄 수 있다? 그런 생각은 접어두세요. 물론 예쁜 라인을 만드는 데는 분명 도움이 됩니다. 또한 유산소 운동이 살빼기에 효과가 극적인 것은 사실이지만, 분명히 그렇지 못한 체질도 있답니다. 그래서 일대일 밀착 상담을 통한 다이어트 플랜을 짜는 건 참으로 중요합니다.

여신환으로 다이어트를 할 경우 요요가 오지 않는 큰 이유 중의 하나는, 여신환은 체지방을 분해하는 동시에 신진대사를 개선하기 때문이에요. 여신환 안에는 체지방분해 촉진 성분이 포함되어 있어 수분이나 근육의 손실이 아닌 체지방 위주의 다이어트가 가능합니다. 살이 찜으로 인해 떨어져 있던 신진대사를 활성화시켜서 기초대사량을 늘리기 때문에 다이어트를 끝낸 후에도 날씬한 몸매를 오래도록 유지하는 게 훨씬 쉬워지지요. 그리고 기본적으로 '많이' 먹는데 '적게' 찐다는 건 불가능하잖아요. 그래서 적게 먹는 습관은 다이어트에 필수적인데 식욕을 서서히 억제하면서 완전히 날씬한 몸이 자리 잡는 과정을 즐기게 된다면, 폭식이나 과식을 하는 습관도 스스로의 의지에 의해 서서히 함께 자리를 잡게 됩니다. 아주 이상적인 다이어트의 모습이라고 할 수 있을 거예요.

자, 이제 여신환에 대해서는 어느 정도 알게 됐으니 본격적인 계획을 한번 짜볼까요?

절대 실패하지 않을 이번 생의 다이어트, 같이 만들어 봐요.

05

12주 동안 원하는 만큼 뺄 수 있다

다이어트를 하는 사람들에는 흔히 세 가지 유형이 있다고 해요. 첫째, 공상 다이어트형인데요. 공상 다이어트는 항상 다이어트를 하려고 생각은 하지만 실제로는 다이어트를 시작조차 하지 않는 경우를 말합니다. '내일부터 할 거야.' 하고 생각만 하면서 밤이면 다시 컵라면을 먹고 있는 사람들이죠. 둘째, 요요 다이어트형입니다. 이들은 일단 목표했던 만큼 독하게 체중 감량에 성공합니다. 수단과 방법을 가리지 않죠. 하지만 한 번 빠진 체중을 유지하지 못하고 곧 다시 살이 찝니다. 이 유형은 다이어트의 실패와 성공을 반복하면서 체중 유지에 실패하는 경우를 말합니다. 이들에겐 다이어트에 성공한 이후 어떻게 체중을 유지할 수 있을지, 연구가 필요하겠죠. 셋째, 잡식성 다이어트형입니다. 이들은 닥치는 대로 다이어트를 해보지만 어떤 방법도 꾸준하게 하지 못하는 경우입니다. 당연히 효과를 볼 수가 없겠죠. 실패 원인을 발견하면 다시는 작심삼일에 그치지 않도록 노력해야 하는데, 일단 성공해본 적이 없기 때문에 지속이 힘든 건 당연할 거예요.

자, 친구를 소개하기 전에 한 가지 체크를 더 해볼까요? 이미 많이 해본 적이 있겠지만, 아래 표에 O, X를 한번 해보세요. 나의 상태를 잠시 진단해보는 겁니다.

자신의 체지방률이 몇 퍼센트인지 알고 있다.	
지금까지 다이어트를 시도해 본 적이 있다.	
체중 조절을 꾸준하게 하지 않는 편이다.	
다이어트 보조식품을 먹어본 적이 있다.	
잡지의 다이어트 특집을 신경 써서 본다.	
식사 시간이 불규칙하다.	
휴일에는 거의 몸을 움직이지 않는다.	
다이어트를 시작할 계기가 거의 없었다.	
다이어트는 대부분 작심삼일로 끝났다.	
일단 다이어트를 시작하면 감량 목표에 도달하기는 한다.	
나의 이상적인 체중이 몇 킬로그램인지 모른다.	
나에게 적합한 다이어트 방법을 모른다.	

위 항목에서 5가지 이상 체크가 되었다면 마음의 준비를 하고

본격적으로 플랜을 짜봅시다. 저 항목들의 체크는 단순히 우리가 '비만'이라는 것을 보여주는 게 아니라, 앞으로도 영원히 '비만'으로 살 수 있다는 걸 보여주기 때문에 실은 매우 중요하다고 볼 수 있어요. 그리고 앞의 세 가지 유형 속에 내가 속해 있다는 걸 깨달아야 합니다. 그건 곧 어떤 다이어트를 해도 결코 성공할 수 없는 굴레 안에 갇혀 버린다는 뜻이기도 해요.

06

감히, 완벽한, 다이어트

자, 다이어트를 하겠다고 마음먹은 당신! 당신은 아래 중 어디에 해당하나요? 여신환을 통한 다이어트는 아래에 해당하는 사람들에게 특히 추천을 하고 있어요.

1) 식사량이 많은 사람

2) 며칠간 식단관리를 잘 하다가 어느 날 식욕이 폭발하는 사람

3) 현재 체중의 10% 이상 감량하고 싶은 사람

4) 다이어트를 여러 번 시도해본 사람

5) 굶는 다이어트를 자주 해서 기초대사량이 낮은 사람

6) 내장 지방관리가 필요한 사람

7) 살이 잘 찌는 체질인 사람

8) 평소 운동량이 적은 사람

9) 나이가 들수록 체중이 늘어나는 사람

10) 출산 후 몸매가 회복되지 않는 사람

이 중 한두 가지 정도에는 해당이 되나요? 우리는 급하게 빨리 단기간에 하는 다이어트를 하지 않기로 약속했어요. 그래서 저는 기본적으로 3개월로 시작하라고 추천합니다. 일반적으로 다이어 트는 3개월 정도의 기간을 두고 집중적으로 관리하는데, 여신환으 로 하는 다이어트는 3개월 동안 집중관리를 한 후 6개월에서 1년 정도의 기간을 가지고 더욱 길게 관리를 하는 경우도 많습니다. 그 럴 때 사람들이 묻곤 해요.

'그렇게 오랫동안 한약을 먹어도 되는 건가요?'

여신환은 다이어트를 하는 동안 몸에 무리를 주지 않도록 밸런 스를 조절한 처방이기 때문에, 장기적으로 복용을 해도 전혀 문제 가 되지 않습니다. 그리고 몸의 상태에 따라 양도 얼마든지 조절해 가며 할 수 있기 때문에 훨씬 덜 힘들고 안전하지요. 노폐물을 배출하면서(나쁜 것은 빼내면서) 식욕도 억제되고, 기초대사량이 증가하면서 체지방 분해가 되는 효과를 볼 수 있으니 장기간의 프로젝트로 관리를 하면서 요요를 방지할 수 있어요. 그러니 감히, 완벽한, 다이어트라고 해도 과언이 아니겠죠?

3개월이면 사람이 바뀐다

"저 외계인 같지 않아요?"

농담처럼 웃으면서 이야기했지만, 그 여자분의 이야기를 듣는 내내 마음이 편치는 않았습니다. 나이가 든 사람들뿐 아니라 젊은 사람들 중에도 '복부 비만'을 안고 사는 사람들이 많이 있습니다. 컴퓨터를 사용하는 직업이 늘어난 요즘에는 더욱 그런 현상이 많아졌지요. 팔다리는 가는 데 배만 볼록 나온 경우를 보통 복부 비만이라고 하는데, 하루 종일 앉아서 일을 해야 하는 사람들 중에 많습니다. 천천히 식사를 하고 소화도 좀 시키고 해야 하는데 그러기 참 쉽지 않잖아요. 이런 경우는 많이 먹지 않아도 나중에는 배만 계속해서 나오는 경우가 있는데, 그건 결국 위장이 좋지 않다는 뜻이에요. 자신이 외계인 같다며 웃던 그 여자분도 평소 속이 냉하고 위장이 안 좋아서 뜸을 뜨려고 왔다가 다이어트까지 함께 하게 된 경우거든요.

적극적으로 속을 다스리고 다이어트를 한 결과 복부 사이즈가 엄청나게 줄어든 효과를 볼 수 있었어요.

"원장님!! 정말 믿을 수가 없어요! 굶어도 배가 안 들어가는 걸 보고 절망했는데, 이렇게 될 줄 꿈에도 몰랐어요!" 하며 비슷한 아픔을 안고 있는 주변 분들을 많이 데리고 왔던 기억이 납니다. 저도 무척 행복한 경험이었고요.

다이어트를 하는 것의 가장 큰 장점은 우리의 삶까지 건강하게 바뀔 수 있다는 사실 같아요. 이 장의 제목처럼 3개월이라는 시간 동안 '나'를 아름다운 사람으로 바꿀 수 있다는 것. 참 매력적이지 않나요? 그래서 저를 찾아오는 분들은 적어도 '다이어트'라는 말을 들으면 '고통스럽다'는 말이 연상되는 것이 아니라 '설렌다'라는 말로 연결되었으면 하고 바랍니다. 해독을 통해 몸 곳곳에 있는 독소도 빼내어 면역성도 높이고, 체형 교정을 통해 숨은 키도 찾고 확연히 달라진 바디라인을 경험할 수도 있고요. 또 어느 순간 쭉쭉 살이 빠지면서 꿈에 그리던 '숫자'와 만나는 경험도 할 수 있으니까요. 그 과정을 제대로 즐길 수만 있다면, 정말 멋진 일 아니겠어요?

최소 3개월 동안 다이어트를 집중적으로 하기 위해 저는 여러분에게 두 가지 프로젝트를 권합니다. 이것은 여러분이 무엇을 '해야' 하는 게 아니라 약간의 생각을 '바꾸는' 과정이에요. 아마 이 글을 읽는 것만으로도 굉장한 효과가 있다는 걸 느끼게 될 거예요.

먼저 일명 '애쓰지 않기 5'입니다.

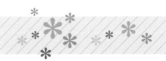

애쓰지 않기 5

1) 반드시 매일, 무리하게 운동을 하려고 애쓰지 않는다.

2) 무조건 굶거나, 식사량을 줄이기 위해 애쓰지 않는다.

3) 매일 체중계를 보거나 다이어트 일기장 따위를 쓰려고 애쓰지 않는다.

4) 다이어트로 인해 몸이 아프거나 고통스러운 걸 참으려고 애쓰지 않는다.

5) 여러 가지를 한꺼번에 병행하거나 새로운 방법을 얻으려고 애쓰지 않는다.

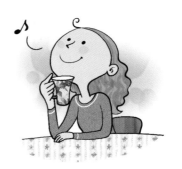

12주 동안 여신환을 먹되, 개개인의 체질과 건강 상태에 맞춰서 먹게 됩니다. 그리고 운동은 평소 한 번도 운동을 하지 않던 사람이 급격하게 운동량을 늘리거나 새로운 운동을 배우는 식을 권유

하지 않습니다. 또한 쉬는 시간, 자는 시간을 쪼개어가면서까지 운동할 필요도 절대 없습니다. 하루 1시간 이상은 충분히 휴식을 취해야 하며 밤에도 충분히 잠을 자야지만 대사가 원활해질 수 있으니까요. 어디까지나 몸이 허락하는 선에서 가볍게, 30분 정도 아니면 그 이하라도 괜찮아요.

그리고 매일매일 체중계에 숫자를 체크하는 바보 같은 짓은 우리, 하지 말기로 해요. 때때로 다이어트 일기장을 쓰자, 어쩌자, 그런 얘기를 하는데 친구를 만나고 나서 '오늘 친구 만났음. 어땠음.' 이런 걸 매번 기록하는 사람은 없잖아요. 그저 내 몸이 얼마나 건강해지는지, 얼마나 날씬해지는지 편안하고 행복하게 누리기만 하면 됩니다. 친구와 하루 동안 즐겁게 시간을 보내듯 말이에요. 그리고 다이어트를 하면서 몸이 아프거나 더 힘들어진다면, 그건 절대 해선 안 됩니다. 그걸 참는다고 살이 더 많이 빠지거나 빨리 빠질 거라는 미련한 생각을 혹시 하고 있다면 당장 그만둬요. 나를 힘들게 하는 친구와는 대화가 필요하고 문제를 해결하기 위한 방법이 필요하겠죠? 그냥 두면 관계는 더욱 악화될 뿐이에요. 몸이 아프다는 건 '해결해 달라'는 신호라는 걸 잊어선 안 돼요.

그리고 가끔 보면 이런 분들 있더라고요. 살이 빠지기 시작하니까 너무 신이 나서, 한꺼번에 이것저것 다 병행하면서 독하게 빼겠다고 하는데 그러지 말아요. 그렇게 할 수 없을 때는 또다시 원래대로 돌아가게 될 테니까요. 다이어트는 최대한 자연스럽게, 내 삶에 작고도 확실한 변화를 가져올 수 있도록 해나가는 것이 가장 이상적이에요.

자, 그러면 이제 한 가지 프로젝트를 더 얘기해줄게요. 일명 '상상하기 5'입니다. 저는 이것을 '즐기기 프로젝트'라고도 하는데요. 상상만 해도 즐거워지기 때문이에요.

상상하기 5

1) 지금껏 만나보지 못한 날씬한 내 모습 상상하기

2) 줄어든 몸 때문에 새로 사야 할 예쁜 옷들 상상하기

3) 다이어트로 인해 맑아진 내 피부 상상하기

4) 체중을 유지하면서도 즐겁게 식사하는 내 모습 상상하기

5) 꼿꼿하게 바른 체형, 자신감 넘치는 내 모습 상상하기

한 달 만에 다이어트를 짧고 굵게 끝내려고 생각했던 사람에게 3개월은 긴 시간일 수 있습니다. 하지만 지난 몇 년 동안 계속해서 다이어트에 실패한 시간들을 떠올리면 3개월은 아주 짧은 시간일 수 있어요. 이 3개월, 12주 동안은 새로운 나로 태어나는 시간이 될 것입니다. 그리고 그 이후에는 요요 없이, 더욱 편안하고 행복

하게 날씬한 삶을 유지해 나갈 수 있을 거예요.

우리의 12주 프로젝트는 당신에게 무리한 어떤 것도 요구하지 않습니다. 아래의 간단한 몇 가지 규칙을 3개월 동안 꾸준히 적용해서 지속해 보세요. 1~2번을 먼저 할 수 없다면 3번부터라도 스스로 꾸준히 해볼 것을 권유 드려요. 생애 첫 다이어트보다 중요한, 내 생애 마지막 다이어트. 그런데 너무 시시하다구요? 아니요. 반드시 성공해야 하기 때문에 쉬워야 합니다. 어쩌면 조금은 시시해야 합니다. 내가 의식하지 않는 시간 동안 이루어져야 하며, 그것 자체가 우리에게 스트레스가 되어선 안 됩니다.

자, 12주 동안 우리가 함께 해나갈 다이어트 계획이에요. 놀라운 것은, 이렇게 12주를 하면 전혀 힘들이지도 않았는데 내가 계획했던 만큼 체중이 줄어들고 원하는 모습의 체형이 만들어진 걸 경험할 수 있다는 사실이에요.

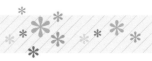

12주 다이어트 계획

<u>1) 내 몸에 쌓인 독소를 빼낸다.</u>

개별적 진단을 통해 필요한 곳에 해독을 한다.

<u>2) 체형을 교정한다.</u>

잘못된 자세를 바로잡고 체형을 정상상태로 돌린다.

<u>3) 여신환을 먹는다.</u>

내 몸에 가장 적합한 양을 측정하여 3개월~6개월 이상의 플랜을 짜고, 거기에 맞는 여신환을 하루에 세 번 먹기 시작한다. 여신환은 거의 아무 맛이 느껴지지 않기 때문에 먹기 어렵거나 기타 다른 거부감을 일으키지 않는다. 그리고 부피도 아주아주 작아서 지갑 속에 쏙 넣고 다니면 된다.

<u>4) 하루 30분 정도 가볍게 몸을 움직인다. 그것도 싫으면 하지 마라.</u>

그 이상 운동을 할 수 있다면 해도 좋다. 하지만 의무적으로 '해야 한다'고 생각하는 순간 지켜지지 않기 때문에 식사 후 30분 정도 가볍게 산책을 하거나 아침에 간단히 조깅을 하는 것만으

로도 도움이 된다.

5) 식사량을 아주 조금씩만 줄인다. 진짜 아주 조금씩만.

'다이어트'에 대한 예의랄까. 스무 살에 한 공기를 먹고 찌는 살
보다 서른 살에 한 공기를 먹고 찌는 살이 더 많다. 마흔 살, 쉰
살은 말할 것도 없다. 몸의 호르몬 작용으로 인해 어쩔 수 없는
결과다. 따라서 나이가 들수록 식사량을 조금씩 줄이는 것은 다
이어트와 관계없이 건강을 위한 처방이기도 하다. 한 끼에 한 티
스푼씩만 줄여나가도 효과는 탁월하다.

6) 술, 간식을 먹는 즐거움은 살 빠지는 즐거움으로 대체
한다.

술을 마시면 즐겁고 기분이 좋다. 간식은 언제나 맛있다. 당은
왜 그렇게 또 자주 떨어지는지, 지천에 널린 달달한 간식들은 늘
우리를 유혹한다. 당연히 그것들이 우리 입으로 들어갈 때는 즐
겁다. 그런데 그 즐거움과 대체할 것이 있다. 그 순간을 넘기면
몸이 가벼워진다. 날씬한 즐거움과 먹는 즐거움은 상상을 통해
대체하자. 처음엔 힘들지만 자주 거울을 보면서 내 몸이 변해가
는 걸 보면 먹는 것보다 훨씬 큰 기쁨을 느낄 수 있다.

7) 9시 이후에 먹는 건 모두 지방이 된다. 내 생활에 맞춰서 짜기.

요즘 사람들은 10시 전에 자고 4~5시에 일어나는 생활을 하지 못한다. 텔레비전부터 스마트폰까지…… 밤늦은 시간까지 나를 잡아둘 이유는 너무나 많다. 그래서 덩달아 야식 문화도 매우 발달되어 있다. 하지만 9시 이후로 먹는 음식들은 모두 지방으로 축적이 된다. 나는 상담을 할 때 따로 시간을 정하지는 않지만, 저녁은 아주 간단히 먹거나 금식을 하는 것이 좋다고 권유한다. 하지만 아침, 점심을 정상적으로 먹을 수 없는데 저녁까지 굶는다거나 '5시 이후에 아무것도 먹지 않겠다' 등의 허무맹랑한 계획은 세우지 않는 것이 좋다. 거의 지켜지기 힘드니까. 혹은 한번 무너지면 와르르 계속해서 무너지다 요요라는 폭탄을 맞는다. 따라서 내 생활 패턴에 맞춰 최소 9시 혹은 8시 혹은 7시…… 무리하지 않는 선에서 계획을 짜보자.

우리 다이어트의 핵심은 여신환과 함께하는 건강한 다이어트입니다. 그래서 위 내용들이 '하나도 나를 압박하지 않네?'라고 의아해하지 말고, '다행이다.' 하고 생각하고 평생 지켜갈 수 있도록 노력해 보세요. 12주가 12개월, 12년이 된다면 여신환이 없어도, 체형 교정을 더 이상 받지 않아도 얼마든지 멋진 몸을 유지할 수 있습니다. 실은 12주 플랜은, '다이어트'가 아닌 '건강한' 내 몸 만들기 프로젝트와도 같으니까요.

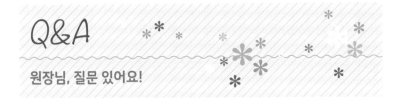

Q&A

원장님, 질문 있어요!

Q 저는 원래 운동선수 생활을 하던 사람입니다. 항상 운동을 하고 경기 때문에 음식 조절을 해야 해서 체중이 일정하게 유지되었지요. 최근 운동선수 생활을 그만두고 직장생활을 하게 됐는데 아니나 다를까 체중이 급격하게 늘어났어요. 전처럼 운동을 할 수 없는데 어떻게 해야 하죠?

A 상담을 하며 가장 어려운 케이스가 바로 과도한 운동을 통해 체중유지를 한 경우입니다. 대부분 운동으로 근육을 키우면 근육이 대사량을 유지시켜 살이 찌지 않도록 도와준다고 알고 있는데, 실제 운동을 해본 사람은 이 이야

기는 근거가 희박하다는 걸 알게 됩니다. 우리 몸의 근육은 운동을 쉼과 동시에 2주 정도만 지나면 부푼 근육의 30~50%까지 감소합니다. 즉, 대사량이 급격히 떨어지는 것이죠. 그리고 실제로 다이어트에는 근육량이 아니라 근력과 기초대사량이 매우 중요해요. 다이어트에 무리한 운동을 권하지 않는 결정적인 이유가 바로 이것입니다.

이 경우, 시간을 내어 반드시 기초체력 운동을 해주면서 급격히 늘어난 체지방을 줄이기 위해 여신환을 먹으면 도움이 됩니다. 운동을 했다면 기본 체력이 있기 때문에 금세 대사량이 회복되어 빠른 시간 내에 효과를 볼 수 있습니다.

Chapter

4

평생 날씬하고
아름다운 몸으로
살기 위하여

누구나 결심은 하지만 실천하는 사람은 적고,
실천하는 사람은 있어도 지속하는 사람은 드물다.

– 〈일만 시간의 법칙〉 중에서

01

끝장을 보고 싶다면

"저는 왜 이렇게 의지가 약한 걸까요? 열 명 중 아홉 명이 성공한다는데, 저는 그 나머지 한 명이라는 사실이 너무 힘겨워요."

상담을 통해 상처받은 마음도 많이 회복되고, 해독 프로그램을 통해 수시로 올라오던 피부 트러블도 한층 개선이 된 여자분이었어요. 그런데 여신환을 먹기 시작하면서는 왠지 자기도 모르게 약에 의존한 탓인지 더욱 음식도 거침없이 먹게 되고, 처음엔 좀 조심하는 듯하다가도 갑자기 한 번에 확 놔버린다고 할까요. 같이 여신환 다이어트를 시작했는데, 자기만 몇 달째 계속 제자리걸음인

것 같아 속상하다고 했어요.

맞아요. 그럴 수 있어요. 그렇다고 그게 그렇게 잘못되었거나 이상하다고 볼 수 없어요. 열에 아홉, 아니 백 명 중 한 명이라 하더라도 예외는 있을 수 있고, 남들보다 적응이 더딜 수 있어요. 그러니 포기하거나 좌절하지 말고, 다시 한 번 해보도록 해요.

다이어트를 여러 번 반복한 사람들 중에는 "이번엔 정말 마지막이었으면 좋겠다. 끝장을 보고 싶다."고 말하는 사람들이 많이 있어요. 하지만 정말 끝장을 보려면 처음 일주일에 가장 신경을 써야 합니다. 위에 저를 찾아온 분도 거의 일주일을 제대로 보내지 못해서 이후로 이어지는 게 힘든 케이스였거든요. 뻔한 이야기일 수 있지만, 생각을 조금만 바꾸고 실천한다면 긍정적인 스타트를 할 수 있습니다.

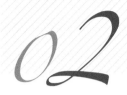

02

처음 일주일을 주의하라!

참 이상하죠. 왜 다이어트만 시작하면 뭐든 그렇게 먹고 싶어질까요? 이상하게 먹을 것 생각에서 벗어나기가 힘듭니다. 텔레비전을 보아도 맛있는 음식 소개 프로그램을 보게 되고 길을 걸어도 음식점으로 발길이 갑니다. 그리고 급기야 저에게 묻습니다.

"한 입 정도는 괜찮지 않을까요?"

다이어트뿐 아니라 다이어트를 하기 위한 우리의 건강한 몸 만들기에 방해가 되는 음식은 가급적 안 먹기로 결심했다면, '뭐 한 개 정도는 괜찮겠지…….'라는 생각은 금물이에요. 왜냐고요? 딱

한 입이 두 입이 되고 세 입이 되니까요. 그렇게 되면 결국 매우 많은 양을 먹게 됩니다. 그러다 '에라 모르겠다'가 되고, 모처럼 다시 결심하고 시작한 다이어트의 효과는 떨어질 수밖에요. 그리고 결국 생각합니다.

"그래. 내일부터 다시 하자."

자, 다이어트를 시작했다면, 특히 처음 일주일 동안에는 '이 한 입을 먹으면 날씬해질 수 없다!'라는 생각을 가슴 속에 새겨두도록 해요. 먹고 싶은 것을 먹지 않으면 자신을 대견하게 생각하고 그만큼 다이어트에 대한 의욕이 높아지는데도, 그 한 입의 유혹을 이겨내는 사람은 아쉽게도 많지 않습니다. '뭐, 한 입 정도야.'라는 말은 다이어트를 방해하는 악마의 속삭임임을 잊지 마세요.

그렇다고 다이어트에 방해가 되는 음식을 실수로 한 입 먹었다고 다이어트를 포기할 필요까지는 없어요. 지금까지 참고 노력한 다이어트가 모조리 물거품이 된 것은 아니니까요. 아직 충분히 만회할 기회가 있어요. '내일'이 아니라 '지금 바로' 다시 시작하면 됩니다. 이제 조금만 있으면 일주일은 끝날 거예요. 포기만 하지 않으면 반드시 우리가 원하던 결과를 손에 넣을 수 있다는 것!

"도~~~~저히 식욕을 억누를 수도 없고, 다 포기하고 싶은 마음이 들 땐 어떡하죠?"

그럴 땐 몸보단 마음을 가다듬는 게 중요해요. 여러 방법들이 있지만 그중 실제로 증명이 된 몇 가지 재미있는 방법을 소개할게요.

우선, 다이어트 시작과 함께 아주 어려운 퍼즐 맞추기에 도전해 보세요. 음식 생각이 나면 퍼즐을 맞추는 데 정신을 집중해서 다이어트에 성공한 사람도 있다고 합니다. 또한 예전부터 보고 싶던 영화 시리즈를 모두 감상한다든가 자격시험을 위한 공부에 집중하는 방법도 있을 수 있어요. 처음 일주일이 힘들다면 몸이 익숙해질 때까지 잠시 정신을 다른 곳에 집중시키는 것도 도움이 될 수 있죠.

하지만 여러 가지 방법들 가운데 가장 추천할 만한 것은 뭐니 뭐니 해도 양치질이에요. 평소의 두 배 이상 시간을 들여 한 개 한 개 정성들여 이를 닦아보세요. 이때를 대비해서 향이 좋은 고급 치약을 준비해두면 기분전환이 됩니다. '나는 할 수 있다. 할 수 있다. 이 고통쯤이야. 일주일만 이겨내면 다 된 셈인데.'라고 자기 암시를 하면서 이를 닦아보세요. 이상할 정도로 말끔하게 식욕이 사라집니다.

그리고 다이어트에 성공한 사람들 가운데 청소를 좋아하게 된 사람이 많습니다. 언젠가 정리할 생각으로 쌓아둔 물건은 당신 몸의 불필요한 지방과도 같아요. 필요 없는 지방을 말끔하게 정리하면 생활방식도 깔끔하고 아름답게 바뀝니다. 일이나 연애, 피부관리 등은 짧은 시간 안에 결과를 보기 어렵지만 다이어트의 효과는 바로 눈에 보여요. 또 처음 한 번 목표에 도달하는 성취감을 맛보게 되면 그 다음부턴 모든 게 쉬워지고 즐거워집니다. '더 할 수 있겠다!'는 자신감도 생기죠. 그것이 윤활유 구실을 해서 더욱 날씬하고 아름다워지고자 노력하게 되고 당신의 삶도 자연스럽게 바뀌게 됩니다.

그리고 확연히 생각을 환기시킬 수 있는 또 하나의 좋은 방법이 있어요. '예전에 입던 옷들을 과감하게 내다버리는 것'입니다. 먼저 제가 하나 물어볼게요. 당신의 장롱 속에는 몇 가지 사이즈의 옷들이 있나요? 무슨 말이냐고요? 다이어트를 자주 반복하는 사람들의 장롱 속에는 적어도 두세 가지 이상의 사이즈 옷들이 쌓여 있는 경우가 많이 있거든요. 체중이 줄었다 늘었다를 반복하다 보니 그때그때 맞는 옷들을 사모아서 그렇게 된 거죠. 자, 이제 커다란 옷들은 과감하게 내다버리세요. 혹시 나중에 다시 뚱뚱해지면 필요할 거란 생각은 접어두고요. 그렇게 생각하면 몸도 마음도 나태해집니다. 제가 그랬죠? Before의 나와는 과감하게 이별하라고 말예요.

그리고 앞으로는 살이 빠지기 시작하면, 자신의 체형에 딱 맞는 옷을 골라 입으세요. 나는 무조건 이 사이즈만 입는다는 강한 의지를 가지면, 몸도 자연스럽게 거기에 맞춰 가게 되어 있거든요.

03

혹시 모를 슬럼프를 극복하라!

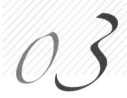

"처음엔 정말 신났죠. 오!!! 나도 되는구나!! 드디어 내게도 이런 날이 오는구나! 하고요. 그런데 얼마 후부터 아무리 노력해도 체중이 줄지 않는 거예요. 그때부터 가슴이 답답하기 시작했어요. 전보다 좀 더 열심히 노력하는 것 같은데 왜 안 되지? 나는 여기까지인가? 내 생애 최저 몸무게는 이건가? 싶어서요. 나만 이런 건가요?"

다이어트 슬럼프는 누구에게나 올 수 있어요. 쭉쭉 빠지다가 갑자기 뚝- 멈추는 시기가 오기도 하죠. 그건 바로 호르몬 밸런스 때문이에요. 하지만 체중 감량 정체기는 머지않아 저절로 사라집니다. 다이어트에 성공하려면 슬럼프를 잘 극복해야만 해요. 어차피 살이 빠지지 않을 것이라고 포기하고 그동안 먹고 싶었던 음식을 모조리 먹어서는 절대 안 됩니다. 다이어트를 하다 보면 체중이 줄어들기 쉬운 시기와 어려운 시기가 반복되므로 1킬로그램씩 꾸준히 체중을 감량해 가면 됩니다. 또한 다이어트는 시기뿐만 아니라 체질에 따라서도 감량 효과에 차이가 있어요. 똑같은 조건으로 일주일을 보내도 결과는 사람마다 다르거든요. 살이 빠지기 쉬운 시기를 골라 다이어트를 시작해도 호르몬 주기가 보통 사람들과 조금 다르다든가 다이어트를 하다 몸 상태가 나빠지면 기대 이하의 결과가 나올 수도 있고요.

　다이어트를 하다보면 누구에게나 체중 감량 정체기가 찾아올 수 있으므로 그것 역시 성공으로 가는 한 과정이라고 생각해요. '4킬로그램 감량 목표!'를 세우고 의욕적으로 다이어트를 시작했지만 단지 1킬로그램 감량 성공으로 끝날 수도 있습니다. 그래도 결코 실망하지 마세요. 일주일 전과 비교해보면 단 1킬로그램이라도 빠지긴 했으니까요. '천리 길도 한 걸음부터'라고 하잖아요. 1킬로그램 감량 성공의 길을 지나지 않고는 4킬로그램 감량 성공도 10킬로그램 감량 성공에도 결코 도달할 수 없습니다.

"혹시 정체기를 잘 극복할 수 있는 방법은 없나요?"

네, 물론 있죠. 가끔 몸이 좀 붓는 현상이 나타나는 사람도 있는데, 이 프로그램이 무리가 가지 않는다 하더라도 피로나 스트레스 때문에 체내의 수분대사가 원활하지 않으면 감량 효과가 떨어지기도 해요. 체내의 수분대사가 원활하지 않으면 화장실에 가는 횟수가 줄어듭니다. 하루 동안 화장실에 가는 회수가 평소보다 두세 번만 줄어도 몸이 붓고 적어도 체중이 1킬로그램은 늘어나요. 몸이 부은 느낌이 들면 불필요한 수분을 배출하도록 노력하세요. 그럴 때는 반신욕을 하면 도움이 됩니다. 반신욕을 하면 몸이 가뿐해지고 기분 전환에도 좋거든요. 탕의 온도를 40~42도씨로 평소보다 조금 높게 하고 명치(가슴뼈 아래 한가운데의 오목하게 들어간 곳) 아랫부분까지 물에 잠기게 합니다. 입욕제나 청주를 넣어도 좋습니다.

한 번에 10~15분 정도 탕에 앉아 있으면서 반신욕과 휴식을 몇 번 반복해 보세요. 그리고 입욕 전후에는 물과 차를 마시면서 반드시 수분을 보충해 주고요. 땀이 나면 혈액 중의 수분량이 줄어들거든요. 하지만 뭐가 됐든 무리하면 안 되는 거 알지요? 적당한 시간만 해야 합니다. 이렇게 반신욕으로 땀을 빼 체내의 노폐물을 배출하면 신진대사가 원활해져서 피부에 윤기가 돌고 혈액이 활발하게 순환하면서 피로가 풀립니다. 다이어트 수칙을 착실하게 지켜도 생각만큼 체중이 줄지 않을 때는 초조해하지 말고 반신욕으로 기분을 전환해 보세요.

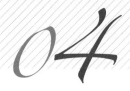

04

지금 탐내는 그 음식,
언젠가 먹어본 음식이다

몇 년 전 〈별에서 온 그대〉라는 드라마에서 맹장 수술을 한 전지현(극중 천송이)이 병원에서 눈이 오는 창밖을 보며 시를 읊듯이 말합니다.

"이렇게 눈 오는 날엔…… 치맥이지. 다리가 팔팔 살아 꿈틀거리는 산낙지는 또 왜 이렇게 땡겨? 참기름에 콕 찍어 먹으면 정말 죽이는데……!"

하며 뭐가 먹고 싶고, 뭐가 먹고 싶고, 뭐가 먹고 싶다……고 합니다. 그리고 덧붙이죠.

"아아…… 마음껏 먹어본 지가 언제 일인지도 모르겠네."

연예인들은 예쁜 몸을 유지하기 위해 먹고 싶은 걸 완전히 머릿속에서 지워버린다고 합니다. 체지방이라곤 찾아볼 수 없는 매끈한 몸을 유지하기란, 참 쉬운 일이 아닌가 봐요. 그런데 스케줄이 바쁘고 매일 운동으로만 체중을 유지할 수 없는 연예인들은 특히 먹는 것에 신경을 쓴다고 해요. 언젠가 다이어트에 성공한 옥주현이 그런 유명한 말을 한 적이 있죠?

"당신이 먹고 싶어 하는 그 음식, 언젠가 다 먹어본 음식이다."

우리 입에 맛있는 음식들은 대부분 우리 몸을 안 좋게 만드는 음식인 경우가 많습니다. 아니, 솔직히 대부분 그렇다고 볼 수 있어요. 예를 들어 컵라면, 케이크, 초콜릿, 치킨, 맥주, 과자, 핫바, 피자, 햄버거…… 등등. 이런 음식들은 그야말로 탄수화물과 기름 덩어리 자체죠. 하지만 이런 음식들로는 영양이 보충되고 기운이 나기보다는 열량을 소모하기 위해 24시간 동안 위가 힘들게 운동을 해야 해요. 그러다 보면 늦게까지 일하느라 지친 몸이 음식물들을 소화시키느라 더욱 피곤해질 수밖에 없고요.

"그럼 아무것도 안 먹어야 하나요?"

아니요. 다이어트에 성공하려면 올바른 식습관을 익혀야

합니다. '무조건 먹지 않으면 날씬해진다'라는 발상은 위험해요. 건강하고 아름답게 살을 빼려면 체중뿐 아니라 불필요한 지방을 없애야 합니다. 지방을 효과적으로 연소시키려면 단백질이나 비타민, 미네랄 등의 균형 있는 섭취는 필수적이에요. 그래서 여신환은 '먹으면서 빼야 한다'고 강조하는 거고요. 무작정 굶거나 끼니를 거르면서 하루에 포테이토 칩 한 봉지나 아이스크림, 케이크를 밥 대신 먹는 방법은 정말 잘못된 다이어트 방식입니다. 이런 식으로는 절대 지방연소에 필요한 영양소를 섭취할 수 없으니까요.

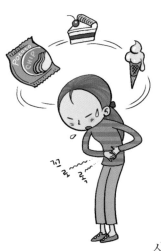

정작 중요한 체지방은 감소하지 않고 몸의 근육과 수분이 줄어들며 위가 텅 빌 뿐이죠. 한 번쯤 경험해 본 적 있죠? 이렇게 다이어트를 하면 체내의 방위본능이 작용하여 조금만 먹어도 몸이 음식물을 마구 흡수하게 됩니다. 또한 근육의 양이 줄어들면 기초대사가 감소하기 때문에 평소보다 적게 먹어도 살은 빠지지 않습니다. 그렇게 되면 사람들은 더욱 먹는 양을 줄이려고 노력하는 악순환을 반복하게 되겠죠.

"그럼 어떻게 해야 하죠? 많이 먹지 않는데 기운이 날까요? 오히려 몸이 약해지는 건 아니고요?"

많이 먹으라는 뜻도, 무조건 먹지 말라는 뜻도 아닙니다. 굶어서도 안 되고, 무조건 많이 먹는다고 해서 좋은 것도 아니니까요. 음식이야말로 '양보다 질'이 건강을 좌우합니다. 무조건 먹지 않으면 살이 빠진다는 오해와 함께 흔히 잘못 알고 있는 사실이 또 한 가지 있는데, 바로 '먹지 않으면 기운이 나지 않는다'라는 편견이에요.

현대인의 생활은 과거에 비해 운동량이 크게 줄어들었습니다. 우선 걷는 양이 현저하게 줄었고 가사 노동 시간도 크게 단축됐어요. 문명의 발달과 바쁜 사회생활 때문에 운동할 시간이 줄어든 것은 부정할 수 없는 사실이고요. 사람마다 제각각 일일 운동량의 차이는 있지만 보통은 일부러 시간을 내서 운동하지 않으면 자신도 모르는 순간 살이 찌기 쉽습니다.

"저는 아주 많이 먹는 편이에요. 그렇지 않으면 도무지 기운이 나지 않거든요. 특히나 고된 일을 할 때는 일부러 숨 쉴 수 없을 때까지 먹기도 하죠."

제가 아는 사람들 중 늘 다이어트를 하고 싶다고 입버릇처럼 말하는 사람이 한 이야기예요. 하지만 이것은 잘못된 생각입니다. 건강해질 생각에 많이 먹었다고는 하나 이렇게 먹고 살이 찌면 결과적으로 몸에 해로우니까요.

다이어트를 하려면 영양소의 균형은 물론 식사 시간의 균형을 유지해야 합니다. 가능하면 정해진 시간에 영양가 있고 열량이 적당한 음식을 먹는 식습관이 이상적이죠. 하지만 매일 정해진 시간에 식사할 수 없다면 적어도 늦은 시간, 특히 밤 아홉 시 이후의 식사는 반드시 삼가세요. 밤 아홉 시 이후에 먹은 음식물은 낮에 먹은 것보다도 지방세포로 변하기가 쉽거든요.

본래 우리 몸의 바이오리듬은 해가 뜨면 활동을 개시하고 해가 저물면 쉬도록 되어 있습니다. 그래서 낮에 섭취한 음식물은 소비 에너지가 되어 우리 몸이 활동하는 원동력이 되지만 밤 아홉 시 이후 섭취한 음식물은 지방으로 축적됩니다. 게다가 보통 저녁 식사는 아침이나 점심에 비해 푸짐하잖아요. 마치 최후의 만찬처럼 말이죠. 이 때문에 점심을 먹은 뒤 내내 공복 상태로 있다가 늦은 시간에 저녁 식사를 하면 과식을 하기 쉽습니다.

하루 세 끼는 모두 든든하게 먹지 않으면 건강에 해롭다고 생각하고 있거나, 낮 시간에 열심히 활동한 열량을 보충하기 위해서라도 저녁은 충분히 먹어야 된다는 생각을 하는 경우가 많은데 그러한 생각은 당장 버리세요. 식사는 정해진 시간에 하되 아침과 점심을 든든하게 먹고 저녁은 가볍게 먹는 겁니다! 다이어트를 하고 싶다면 늦은 시간에 저녁을 먹는 일은 반드시 피하는 게 좋아요.

자, 이쯤 해서 아주 유용한 팁 하나를 알려줄게요. 바로 호르몬 밸런스 주기표인데요. 여성의 경우 언제가 가장 살빼기에 적합한 시기인지를 잘 알 수 있는 표에요. 이 표를 참고해서 자신이 언제 다이어트를 시작하기에 가장 적합한지, 또 언제 슬럼프가 올 수 있는지를 잘 파악해서 좌절하지 않고 지속하는 다이어트를 할 수 있도록 해요. 파이팅!

〈호르몬 밸런스 주기표〉

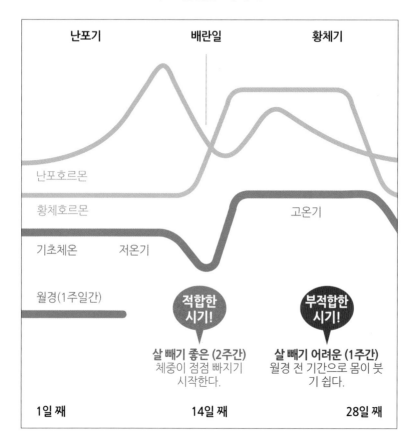

05

연예인처럼 멋진 몸매를 계속 유지하고 싶다면

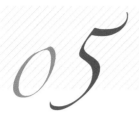

다이어트를 한 뒤 시간이 조금 지나면 누구나 마음이 해이해지기 쉽죠. 하지만 계속 신경 쓰지 않으면 위험해요. 15킬로그램 살을 빼기는 어려워도 다시 15킬로그램 찌는 것은 정말 쉽거든요. 다이어트 상담을 하다 보면 빠졌다가 찌기를 몇 번이나 반복하는 사람이 꽤 있어요. 이런 변화는 건강에 좋지 않아요!

감량 목표는 무리 없이 실천하기 쉬운 정도로 정해야 하며 첫째 달에 5킬로그램, 둘째 달에 7킬로그램 셋째 달에 10킬로그램으로 설정하는 것이 좋습니다. 하지만 '일주일 동안 3킬로그램을 빼면 한 달에 12킬로그램을 뺄 수 있다!'라는 식으로 단순하게 계산하지 마세요. 그리고 절대 무리하지 말고요. 한 달 중 살이 빠지기 쉬운 시기를 골라서 시작해 2~3킬로그램을 감량하고 그 체중을 유지하는 데 신경 쓰면서 서서히 5킬로그램까지 빼는 편이 낫습니다. 도달할 수 없는 목표를 세워 무리해서 다이어트를 하면 스트레스가 쌓여서 오히려 다시 원점으로 돌아갈 수 있거든요.

날씬하고 예쁜 연예인들을 보며 '나도 저렇게 되고 싶다'는 생각을 많이 합니다. 아까도 말했지만 그들은 우리가 세 끼를 챙겨먹는 지금 이 순간에도 피나는 노력을 하고 있다는 걸 잊지 말아야 해요. 우리가 정말 연예인처럼 멋진 몸매를 계속 유지하고 싶다면, 다이어트는 그 누구도 아닌 우리의 선택이며 우리의 노력이라는 걸 잊어서는 안 돼요. 누구도 나를 대신해 다이어트를 해줄 수는 없으니까요. 다이어트는 자신과의 싸움입니다. 당연하면서도 웃긴 얘기지만, 만일 다른 사람이 대신 다이어트를 해준다면 내가 아닌 그 사람이 날씬하고 아름다워지겠죠?

또한 주변에서 다이어트를 하는 나를 걱정하는 친구들이 있을지 몰라요. 하지만 다른 사람은 다른 사람일뿐. 주변인들은 사실, 내가 날씬하든 뚱뚱하든 상관하지 않습니다. 연예인은 그들을 보는 사람들이 너무나 많기 때문에 당연히 의식을 하고 살 수밖에 없죠. 하지만 우리의 몸은 우리가 스스로 지켜보고, 의식해야만 해요. 게다가 아주 가끔 나에게 다이어트가 필요한 게 확실한데도 솔직하게 말하지 않는 사람도 있어요. "괜찮아." 하며 위로해주기까지 하죠. 오랜 기간 다이어트를 하다 보면 주변 사람들의 말에 이리저리 흔들릴 수도 있습니다. 하지만 그 말에 현혹되지 말고 우리는 우리의 길만 가자고요. '자기의 몸은 자신이 책임져야 한다.' 이 말을 기억하면서요.

  자, 이제 마지막으로 건강한 몸을 유지하기 위해 나만의 운동을 하나쯤 배워보고 싶다고 다짐하는 훌륭한 분들에게 몇 가지 팁을 알려주려고 해요. 첫째는 나의 체질을 파악하고 어떤 운동이 어울리는지를 먼저 찾아보는 겁니다. 그런 후 나에게 맞는 운동을 선택해서 지속하도록 해요. 우리가 다이어트를 위해 자주 찾게 되는 운동 중 가장 대중적인 7가지도 함께 소개해 볼게요. 각 운동들의 특성을 잘 파악한다면 효과도 극대화되고 오래도록 즐겁게 지속할 수 있답니다.

체질별 운동 가이드라인 ✳✳✳

자, 이제 운동을 하기로 결심했다면 어떤 운동을 선택해야 할지가 매우 중요해요. 작심삼일이 되지 않기 위해서는 생활 속에서 쉽게 접할 수 있는 운동이 좋겠지요? 또한 나의 체질과 체형을 정확히 알고 그에 맞는 운동을 선택하는 것은 매우 중요합니다. 체질 진단은 몇 가지 항목만으로 간단하게 체크할 수 있는 것은 아니기 때문에 근처 한의원에 가서 진단을 받는 것을 추천합니다. 그런 후 자신의 체형과 체질에 맞게 다음 가이드라인에 따라 운동을 선택하면 좋을 것입니다.

태음인은 땀을 많이 흘릴 수 있는 운동이 좋아요!

움직이기 싫어하고 느릿한 거북이 같은 인상을 주는 태음인은, 소양인에 비하면 확실히 활동성이 떨어집니다. 간의 흡수 기능은 좋지만, 심폐의 순환기능이 약해서 기운을 제대로 발산하지 못하기 때문이죠. 그래서 태음인의 병은 체내의 누적된 독소로 인한 경우가 많습니다.

태음인은 대체로 복부와 허리 라인이 두꺼운 편인데, 일단은 체중관리가 가장 중요하므로 과식에 주의해야 해요. 식이조절을 하면서 심폐를 충분히 자극할 수 있도록 땀을 내면서 운동하는 것이 좋고, 근육에 적절한 긴장을 줄 수 있게 조금은 힘든 강도로 운동을 해줘야 합니다.

태음인은 운동량이 많고 강도가 높은 운동을 택해 땀을 많이 내야 체중감량에 효과적입니다. 천천히 걷기보다는 숨이 찰 정도로 뛰는 것이 좋고, 조깅을 할 때도 속도를 내고 시간을 길게 해 운동량을 충분히 가져가도록 해요. 아령이나 기구를 이용해 근육에 부하를 주는 운동도 필요한데, 최소한 30분 이상 자극을 줘서 땀을 흠뻑 흘려주는 게 좋습니다. 또한 태음인은 자기 전에 낮 동안 흡수한 에너지를 충분히 소모시키는 것이 좋습니다. 저녁 식사 후에 산책이라도 하면서 필요 이상의 에너지가 쌓이지 않도록 하세요.

소음인은 가벼운 유산소 운동이 최고!

왜소하고 기초체력이 약하면서 냉한 체질인 소음인은 체형적으로 가슴이 빈약하고 양기가 약해, 심장에서 온몸으로 골고루 혈액을 공급하는 힘이 부족합니다. 비활동성 성향의 소음인들은 걸을 때도 고개를 숙이고 구부정하게 걷는 걸 많이 볼 수 있죠. 상체보다는 하체가 발달되어서 하체비만 경향이 있어요.

소음인에게 가장 필요한 것은 당장 일어나 움직이는 거예요. 움직이는 습관을 들이면 소음인의 소극적인 성향도 개선될 뿐만 아니라, 다리로 몰린 혈액이 온몸에 원활하게 공급돼 건강에 도움이 됩니다. 기초체력을 기르면서 근육량을 조금씩 늘려 가면 몸도 점점 따뜻해질 거예요. 처음부터 무리하면 심한 몸살로 쉽게 운동을 포기할 수 있는 체질이므로 주의하시길!

소음인에게는 몸의 열을 올릴 수 있고, 몸 전체를 골고루 순환시켜 주는 운동이 가장 잘 맞답니다. 소음인은 기초 체력이 약하기 때문에 큰 근육을 만들겠다는 생각보다는, 신체 부위를 골고루 활동시켜 주는 체조나 조깅 같은 부담 없는 운동이 좋습니다. 성격상 조용하면서 소규모로 즐길 수 있는 요가 같은 운동도 잘 맞겠네요.

체구가 작고 하체가 발달된 소음인은 산을 잘 오를 수 있습니다. 산을 오르며 탁 트인 경관을 보고 호연지기를 기르며, 억눌린 심장의 순환을 도와주면 많은 도움이 됩니다. 대신 냉한 소음인에게 땀 흘린 후 보온은 필수랍니다.

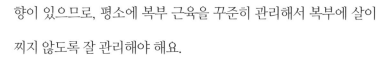

3 소양인

소양인은 재미있는 운동과 하체 밸런스 운동을 하세요!

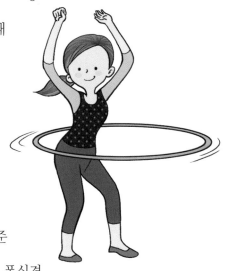

　골반이 발달된 소음인과 반대로 소양
인은 골반이 작고 날씬해서 오래
앉아 있기에는 체형적으로 불
리해요. 대신 상체로 치우친
에너지를 골반과 다리로 균형
있게 발달시켜야 합니다. 근육
이 약하면 골반과 허리에 통증
이 잦을 수 있으므로 평소에 꾸준
한 관리가 필요합니다. 소양인은 폭식경
향이 있으므로, 평소에 복부 근육을 꾸준히 관리해서 복부에 살이
찌지 않도록 잘 관리해야 해요.

　소양인에게는 조금은 강도 있는 근력 운동이 좋습니다. 하
체 근육을 강화시켜야 하므로 스쿼트, 런지, 싸이클 등이 도움

이 많이 된답니다. 훌라후프와 스트레칭으로 허리와 골반을 유연하게 하고, 기본 근육을 튼튼하게 만들어놓도록 해요. 그리고 활동적이고 어울리는 것을 좋아하는 소양인에게는 신나는 음악과 함께 스트레스를 발산하는 춤이 딱입니다. 대신 준비운동으로 스트레칭을 하면서 정적인 에너지도 같이 관리해준다면 더욱 좋아요. 금세 흥미를 잃을 수 있으므로, 종류별로 바꿔가며 흥미가 떨어지지 않도록 하는 것도 소양인이 꾸준히 운동할 수 있는 비결이랍니다.

태양인은 허리와 하체 강화 운동 위주로!

체력적으로 약하지 않아서 병이 잘 오지 않지만, 오게 되면 심각한 병이 오는 것이 바로 태양인이에요. 하체가 빈약한 편이므로 약한 하체와 허리를 꾸준히 관리해주는 것이 중요하고요.

태양인은 가벼운 달리기나 하체 강화 운동이 가장 좋습니다. 신선한 바람을 맞으면서 다리 근육을 강화시키는 싸이클도 좋고요. 단전호흡처럼 상체의 기운을 안정시키는 정적인 운동도 추천합니다. 수영은 열을 식히면서 온몸을 골고루 자극하는 운동이므로 열이 많은 태양인에게 더없이 좋습니다. 또한 수영은 끊임없이 킥을 차야 하므로 하체운동에 좋겠죠?

06

다이어트에 효과적인
7가지 운동에 대하여

다이어트를 위해 운동을 시작하는 사람 중 수영을 선택하는 분들이 많습니다. 하지만 수영으로 살을 빼기란 쉽지 않아요. 왜냐고요? 바로 식욕 때문입니다.

수영은 차가운 물에서 몸을 움직이는 운동이기 때문에 에너지 소모가 많습니다. 수영을 하고 나면 유독 다른 운동보다 더 공복감을 느끼게 됩니다. 그러다 보니 수영을 마친 후면 더 많은 탄수화물과 당분을 섭취하게 됩니다. 다이어트를 하려고 수영을 하러 갔다가, 끝나고 나면 어김없이 편의점 컵라면의 유혹을 뿌리치지 못하는 경우를 참 많이 봤어요. 수영을 하고 싶다면 무엇보다 이 식욕을 잘 컨트롤해야 합니다. 또한 수영은 평소에 잘 쓰지 않던 전신근육을 쓰는 운동이기 때문에 몸에 무리가 오는 경우도 있으니 주의하세요.

그렇다면 이렇게 까다로워 보이는 수영을 추천하는 이유는 뭘까요? 지금부터 그 이유들을 이야기해 볼게요.

첫째, 물에 몸이 뜨려면 반드시 몸의 균형을 잡아야 하므로 균형 감각을 일으키는 데 최고의 운동입니다.

수영은 물의 저항을 이겨내며 해야 하는 운동입니다. 물속에서 몸을 움직여 보면 물 밖에 있을 때보다 훨씬 어렵잖아요. 게다가

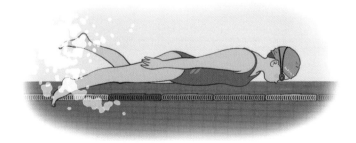

평소 쓰지 않던 팔다리 근육을 규칙적으로 움직여야 하니 온몸의 좌우 근육을 모두 사용하게 되는 겁니다. 이것이 큰 장점이에요. 아무리 좋은 운동이라도 한쪽 근육만 쓰는 경우가 종종 있거든요. 몸의 근육들을 골고루 쓰는 운동으로써는 수영만 한 게 없습니다. 그래서 수영은 최고의 전신운동임과 동시에 몸을 반듯한 자세로 만들어주는 효과를 지닌 운동이라 할 수 있어요.

둘째, 수영을 하려면 호흡을 해야 하고 팔다리를 규칙적으로 움직여야 하므로 최고의 전신 운동입니다.

수영은 제대로 된 호흡법을 모른다면 물에 뜨는 것부터가 불가능한 운동이에요. 그래서 수영을 하면 우리 몸의 호흡에 큰 도움이 됩니다. 수영을 할 때에는 호흡이 팔다리보다 급해서도 안 되고, 너무 늦어서도 안 됩니다. 규칙적으로 몸의 움직임과 맞는 호흡법을 갖춰야만 효율적인 동작을 낼 수 있습니다.

Dr. Lee's Advice

대부분의 수영장은 물의 온도가 차갑습니다. 더불어 수영장은 물을 자주 갈아줄 수 없는 탓에 소독제를 뿌립니다. 비염과 아토피가 있다면 수영은 다시 고려해 보세요.

더위에 민감한 소양인과 열을 식혀주면 좋은 태양인에게 추천해 드려요.

어느 가정집에나 하나씩은 있을 법한 운동기구는 무엇일까요? 그렇습니다. 바로 사이클이에요. 빨래건조대인지 운동기기인지 모를 이 사이클을 이제는 본래의 용도대로 사용해 보세요. 추위를 많이 타는 사람이라거나 수족냉증이 있는 사람이라면 이 사이클을 적극 추천합니다.

몸의 온기를 되찾아주는 운동

한의원 일이 너무 바빠져서 몇 년간 거의 운동을 못하던 시기가 있었습니다. 아마도 40대 초반 때부터 중반까지였을 거예요. 저는 몸이 찬 편입니다. 그런데 운동을 안 한 채로 몇 년이 지나자 어느 해인가부터 겨울이 오면 냉증을 느끼기 시작할 정도로 심각하게 몸이 차가워졌어요. 겨울 내내 감기를 달고 사는 정도였죠. 약을 먹어도 컨디션을 되찾기가 힘들어진 저는 사이클로 운동을 다시 시작했습니다.

일주일에 2~3번씩 헬스장에 나가기 시작한 저는 30분 정도 사이클 타고, 이후에는 아령을 가지고 할 수 있는 5분에서 10분짜리 스트레칭과 근육자극 운동을 반복했어요. 하루가 지나고 이틀이 지나며 가장 먼저 제 몸에 찾아온 변화는 따뜻함이었습니다. 몸의 찬 기운이 가시고 따뜻해지기 시작했어요. 여름에도 긴팔와이셔츠를 입고 에어컨을 켜지 못하던 제 몸에 온기가 돌아온 것이죠.

골반&허벅지 라인을 위한 최고의 운동

사이클은 헬스클럽뿐 아니라 실외에서도 쉽게 즐길 수 있는 가장 대중적인 운동 중 하나입니다.

여성분들은 이 사이클이 하체 근육을 강화시키는 운동이기 때문에 잘못하면 종아리나 허벅지가 굵어질까 걱정합니다. 맞아요. 강도 조절을 잘 못하면 다리가 굵어지는 운동인 게 사실입니다. 그러

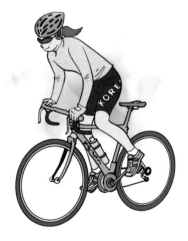

니 여성이라면 길고 약하게 운동하길 추천합니다. 반대로 남자들은 다리가 굵을수록 남성미를 뽐낼 수 있으니 짧고 강하게 운동하기를 추천하고요.

사이클을 탈 때 주의해야 할 것은 자세입니다. 헬스장에 가본 분들은 아시겠지만 저렇게 타는 게 운동이 될까 싶을 정도로 이상한 자세로 사이클을 타는 사람들이 많습니다.

사이클은 미는 근육과 당기는 근육을 골고루 자극해주어야 합니다. 골반이 안정된 자세에서 다리의 모든 근육에 자극을 주어야만 제대로 된 사이클 운동을 한다고 할 수 있어요. 제대로 사이클을 탄다면 골반과 허벅지 근육이 안정되기 때문에 불균형한 체형을 교정하는 데에도 도움이 됩니다. 그러니 나이가 들면서 허벅지가 가늘어지는 것이 걱정인 남성분 혹은 핫팬츠를 입기 위한 탄력 있는 허벅지를 원하는 여성분이라면 사이클을 적극 추천하는 바입니다.

Dr. Lee's Advice

근육이 많이 발달해 있는 사람이라면 근력보다는 지구력을 강화시키는 방향으로 운동을 해야 합니다. 운동 강도를 높이는 것은 근육을 커지게 만드니까요. 그러니 근육을 키우는 게 목적이 아닌 분이라면 강도 조절을 해주며 시간을 길게 가져가는 것이 좋습니다. 사이클은 케겔 운동도 되므로 비뇨기에 좋은 운동이기도 합니다. 단, 지나치게 오랜 시간 타게 되면 사이클의 안장이 회음부를 압박해 전립선에 영향을 미칠 수 있으니 이 점은 주의하셔야 해요!

Exercise Tip

모든 운동에는 준비운동이 필수입니다. 하루 종일 앉아 있어 굳은 근육을 스트레칭으로 풀어주고, 특히 겨울철에는 본격적인 운동을 시작하기 전 몸의 체온을 살짝 올려줘야 합니다.

처음엔 느린 속도로 약하게 시작해서 2~3분간 충분히 워밍업을 한 뒤 강도를 서서히 높여가는 것이 좋습니다. 사이클은 처음부터 강도를 세게 하면 근육통은 물론 인대손상까지도 올 수 있어요. 혹여나 사이클을 타다가 다쳤을 경우, 일단 집에서 찜질을 해보고 차도가 없으면 치료를 받으러 가야 합니다. 1~2주 정도 치료를 받아 다친 근육을 회복시킨 후 다시 서서히 운동을 시작해야만 근육의 손상이나 재발을 막을 수 있습니다.

종종 실내자전거를 타면서 지루하다 보니 폰을 보거나 아주 느린 속도로 TV 시청을 하는 경우가 있습니다. 또 옆사람과 이야기를 하느라 몸을 비틀어서 타는 경우도 있고요. 하지만 운동은 지속성만큼 중요한 것이 바로 '바른 자세'랍니다! 사이클을 탈 때에는 자세를 바로잡는 데 집중해야 합니다.

뛰기와 걷기는 다르다

"둘이 뭐가 그렇게 다르죠?"

걷기와 뛰기, 둘을 얘기하면 둘 중 하나만 해도 되는 게 아닌지 묻는 분들이 종종 있습니다. 결론부터 얘기하자면 둘은 엄연히 다릅니다.

걷기란 크게 두 가지의 사이클이 반복되어 일어나는 동작입니다. 앞서 있는 발이 땅에 닿아있는 상태와 다른 발이 땅에 닿지 않고 움직이는 상태. 이 두 가지의 조합이 만들어내는 운동이에요. 걷기란 단순히 다리와 발로만 일어나는 행위가 아닙니다. 머리, 어깨, 팔, 척추, 골반, 무릎, 발목, 발바닥까지 모든 뼈가 조화를 이루며 동작을 만들어내야만 해요. 무의식적으로 이루어지는 하나의 예술적인 동작인 것이죠.

걷기와 달리 뛰기는 추진력을 내서 달려야 합니다. 근육을 쓰는 부위도 달라요. 유산소 운동에 가장 좋은 운동은 뛰기이지만 그만

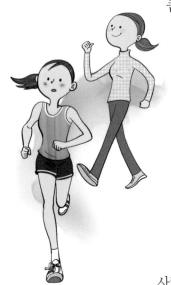

큼 뛰기는 발목이나 무릎이 부상당할 위험도 더 큽니다. 그래서 뛰기는 사람마다 적합도도 달라져요. 몸 상태가 정상이 아닌 사람이 어쩌다 한 번씩 10km를 달린다면 이는 정상적인 운동방법이 아니에요. 굳은 몸으로 한 번에 뛰는 것은 몸에 충격을 주기만 할 뿐입니다.

사람의 몸은 서 있다는 자체가 스트레스에요. 때문에 몸을 세우고 있어야 하는 상황에서 우리 인체에 가장 좋은 건 걷기입니다. 잘 움직이지도 않았던 여러분에게 당장 일어나 걷기를 먼저 추천 드립니다. 무리하지 않고 숨이 가쁠 정도인 20분에서 시간을 조금씩 늘려가도록 하세요.

걷기만 잘해도 척추가 바르게 되고 바디라인도 좋아진다

걷기는 자세가 중요합니다. 마트를 쇼핑하며 걷는 것과 정확한 워킹법으로 걷는 것이 다른 이유에요. 마트를 쇼핑하면서는 팔을 흔들고 보폭을 유지하며 걷기가 불가능합니다. 업무상 어딘가로 이동하면서 걷는 것 역시 마찬가지에요. 잘못하면 이미 틀어진 체형에 잘못된 보행이 더해져 자세에 더 좋지 않은 영향이 갈 수도 있습니다.

가령 스마트폰을 보며 꾸부정하게 걷는 자세는 결코 척추에 좋은 영향을 줄 수 없겠죠.

저는 체형공부를 하며, 족부요법에 관련된 많은 세미나들에 참가했습니다. 우리 몸의 틀어진 체형은 최종적으로 발로 전달이 됩니다. 치즈의 한쪽이 짓눌려 한쪽이 찌그러진 것처럼 발 또한 잘못된 힘에 따라 밸런스가 깨지고 틀어지게 됩니다. 족부요법이란 이처럼 발에 전달된 힘을 역으로 밸런스를 맞춰주는 치료법이고, 보통 깔창이라고 불리는 족부교정기를 처방하게 됩니다. 족부교정기를 처방할 때에는 각각의 체형을 진단한 후에 개인별로 맞춤 제작을 합니다. 물론 중간에 체형을 체크하고, 교정기의 높이를 재조정해주기도 합니다. 성장기에는 몸의 변화가 빠르기 때문에 6개월을 주기로 다시 진찰을 해서, 달라진 힘의 균형에 맞게 다시 제작을 해줘야 합니다.

족부교정기는 결국 습관을 교정하는 것이기 때문에 처음에는 매우 어색할 수도 있고, 불편하기도 하고, 심한 경우에는 다리와 허리의 근육긴장도 생길 수 있는데 차차 익숙해지면 오히려 평소보다 근육의 긴장이 덜 느껴지고, 몸도 점차 편해집니다. 우리가 등산을 할 때에도 처음엔 근육통이 생기지만 자꾸 하다 보면 훨씬 몸이 건강해지잖아요? 평소에 덜 쓰던 근육을 쓰게 되기 때문에 일시적으로 불편함을 느끼는 것이죠.

당시 저는 '족부교정기'를 직접 체험해보기 위해 매일 퇴근길에 족부교정기를 운동화에 넣고 30분씩 걸었어요. 이때 저는 바른 자세로 걷는 것이 척추에 얼마나 중요한지를 체험했습니다. 바른 자세로 걸으며 몸에 생긴 가장 큰 변화는 주기적으로 목과 등에 심하게 결리던 담이 사라졌다는 거였어요. 틀어져 있던 몸의 밸런스도 좋아졌고요. 바른 걷기 자세가 척추에 얼마나 영향을 주는지 알 수 있는 좋은 예입니다.

우리 몸은 균형을 아주 잘 잡는 살아 있는 유기체입니다. 만일 골반의 우측이 올라갔다면 다리와 발목, 발은 균형을 잡기 위해 가지런히 틀어져 줄 거예요. 결과적으로 신발의 한쪽만 많이 닳게 됩니다.

보행법을 조정하게 되면 그 힘이 역으로 전달돼 몸의 균형을 잡는 데 도움을 주게 됩니다. 그런데 이걸 혼자서 시도하기엔 이미 몸에 익은 습관 때문에 고치기가 매우 힘들어요. 체중의 균형을 족부교정기를 사용해 인위적으로 맞춤으로써 몸이 스스로 균형을 잡도록 하는 것이죠. 의지만 가지고는 교정이 쉽지 않기 때문에 병원에서 '족부교정기'을 처방받는 사람이 점차 늘고 있어요. 족부교정기는 그냥 깔창이 아니에요. 많은 항목을 체크해보고 본인의 체형에 따른 정확한 처방이 되어야 합니다. 그리고 처방받은 교정기를 반드시 신발에 넣고 걸어야 합니다. 교정기를 처방만 받고 사용하지 않는다면 아무 소용이 없는 게 당연하겠죠?

하루의 대부분을 학교에서 보내는 학생들의 경우 족부교정기 처방이 꼭 필요한 경우, 학교에서도 신을 수 있도록 선생님께 부탁을 드리기도 합니다.

Dr. Lee's Advice

걸을 때 중요한 것 중 하나가 신발입니다. 굽이 있거나 무거운 신발은 보행을 힘들게 하므로 자기 발에 맞는 편한 운동화를 신어 주어야 해요. 요즘은 점심시간이나 퇴근길에 하이힐을 벗고 운동화로 갈아 신는 여성들이 늘고 있습니다. 걷기의 효과를 생각해 볼 때 참으로 바람직한 현상이라고 생각해요.

체형이 틀어진 사람이라면 자신의 체형에 맞게 제작된 교정기를 처방받아 사용하기를 추천합니다. 체형이 틀어진 채로 걸으면 틀어진 방향으로 몸의 불균형이 더 악화될 수 있으니 반드시 체형진단을 받아 틀어진 체형을 바로 잡으시길 바랍니다.

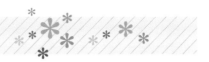

나쁜 걷기 습관

- 발가락을 움직일 수 없는 신발

- 어깨를 자연스럽게 흔들 수 없는 가방

- 손을 고정시켜 버리는 스마트폰

- 좁은 보폭으로만 걷기

- 푹 숙인 고개와 굽은 등

- 자연스럽게 회전하지 못하고 뻣뻣한 등뼈

- 뒤꿈치부터 자연스럽게 앞발가락까지 이어지는 착지가 아닌

  한꺼번에 떨어지는 발바닥

산을 오르며 무릎을 굽혔다가 펴는 동작이 반복되기에 최고의 하체 운동이며 숨이 턱까지 차오를 만큼 최고의 유산소 운동입니다.

체형에서 가장 중요한 건 하체와 골반이다

평평한 아스팔트만 걷는 것이 일상인 현대인에게는 균형을 잡는 운동을 할 기회가 잘 없습니다. 게다가 차로 이동하고, 엘리베이터로 오르내리니 최소한의 걷기조차도 줄어들고 있어요. 그래서 등산은 더욱 현대인에게 필요한 운동입니다. 고르지 않은 울퉁불퉁한 산길을 오르내리는 것은 인체에 작은 스트레스를 주는 동시에 우리 몸의 밸런스를 되찾아주는 최고의 운동이에요. 익숙하지 않은 길을 걸으니 평소 사용하지 않던 근육도 사용하게 되므로 물이 아닌 뭍에서 할 수 있는 최고의 전신운동이라고도 볼 수 있죠.

Dr. Lee's Advice

 등산은 부상을 당할 수 있다는 사실을 항상 숙지하고 있어야 해요. 이 위험성을 숙지하고 있지 않으면 종종 큰 부상을 당하는 경우가 있습니다. 특히 등산에 대한 이해도가 낮거나 경험이 없는 상태에서 자신의 컨디션을 체크하지 못하고 무리하게 등산을 한다면 반드시 부상으로 이어질 수 있습니다. 등산은 정상에 도착해야만 성공하는 운동이 아니라 산을 오르고 내리는 과정을 통해 전신을 단련하는 운동이므로 부상에 대한 위험성을 항상 인식하고 무리하지 않는 선에서 하는 것이 가장 중요해요.

 또한 산을 내려올 때 앞으로 쏠리는 체중을 무릎 관절로 버텨야 하므로 평소 무릎 관절이 좋지 않은 사람이라면 절대 무리한 산행을 해서는 안 됩니다. 자

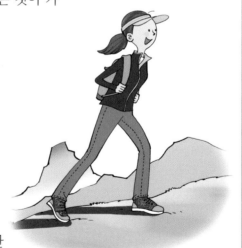

신에게 맞는 코스의 산행을 택해 운동해야만 최상의 효과를 볼 수 있다는 걸 명심하세요. 그리고 등산을 가기 전에는 반드시 날씨를 체크하는 것도 잊지 마시고요.

　요즘에는 춤을 잘 추는 사람들이 참 많습니다. 배우기 전에는 '내가 할 수 있을까.'라고 생각하지만 막상 발을 들여놓으면 이만큼 매력적인 운동은 없다고 생각이 들어요. 직접 경험을 해본 후 저도 춤에 대해 굉장한 매력을 느꼈습니다. 저는 살면서 두 번 정도 춤을 배워봤는데, 저에겐 다른 어떤 운동보다 훨씬 재밌고 잘 맞는 운동이었어요. 리듬에 맞춰 내 몸으로 무엇인가를 표현한다는 건 정말 멋진 일이더라고요. 재미와 건강, 두 가지를 모두 잡을 수 있기에 더욱 매력적인 운동이 아닐까 생각이 듭니다.

댄스는 바디라인을 잡아주는 최고의 운동이다

　춤을 제대로 배운 사람들을 보면 항상 자세가 바르고 몸이 곧은 것을 볼 수 있습니다. '아름답다'는 말이 절로 나오지요. 춤 동작을 제대로 배우면 예쁜 몸의 라인을 가질 수 있습니다. 춤 동작을 하면서 자세를 정확하게 만들기 위해서는 바디라인에 더욱 신경을 써야 해서 자연스럽게 체형이 바로잡히게 되는 거지요. 보통 춤 연습을 할 때에는 전신거울 앞에서 하게 되잖아요? 내 몸이 어떤 모습인지, 삐뚤어지면 바로잡고 몸의 모양을 확인해 가면서 하니 몸을 계속 인식할 수밖에 없는 거죠. 그리고 춤을 추기 위한 자세를 유지하다 보면 근육들을 스스로 운동시키게 됩니다. 그리고 춤을 배운 사람들은 정말 유연해요.

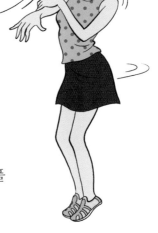

실제로 제가 댄스를 배울 때 90분 수업에 30분을 꼬박 몸풀기를 하더라고요. 때문에 댄스는 안 쓰던 근육을 움직이고 굳은 관절을 풀어주기에도 참 좋습니다.

음악에 맞춰 몸을 움직이다

에어로빅, 재즈댄스처럼 익히 아는 것부터 벨리댄스, 폴댄스, 줌바댄스, 방송댄스, 댄스는 무한 확장을 하는 것 같아요. 신나는 음악에 맞춰 몸을 움직이고 나면, 땀과 함께 스트레스도 몽땅 날아가 버리죠. 여럿이 함께해서 더 재미나기도 하고요. 그런데 마음대로 몸을 움직이는 것과 춤은 전혀 다릅니다. 춤은 정확한 동작을 요구 하잖아요?

대신 선생님이 가르쳐주는 대로 단계를 밟아서 춤에 몸을 조금 씩 익혀 나가야 하고, 억지로 동작을 하거나 무리하게 체중 이동을 하게 되면 의외로 부상에 노출되기 쉬운 게 바로 춤이기도 해요.

한때 유행처럼 국내외 연예인들이 요가비디오를 제작했고, 그 물결에 많은 여성들이 비디오와 요가매트까지 구매해 며칠 따라 하다 말았던 운동. 얼마 전에는 〈효리네 민박〉에서 이효리 씨가 태양 아래 멋진 동작들을 보여줘서 화제가 되기도 했죠. 요가는 단어만 들어도 뭔가 멋있어 보입니다. 인도의 성자가 떠오르고, TV에 나와서 몸을 작은 상자에 구겨 넣는 장면이 생각나지요.

요가는 '명상'와 '호흡'과 '몸'이 결합된 자기 수행방법 중 하나입니다. 지금은 어디서든 편하게 접할 수 있는 운동 중 하나가 되었죠. 요가는 평소 쓰지 않는 근육들을 골고루 쓰면서 호흡에 맞춰 몸의 균형을 잡으며, 머리를 덜어내는 운동입니다. 잘만 하면 바른 체형을 만드는 최고의 전신운동이라고 할 수 있어요.

'호흡'은 전신운동이다

호흡은 우리 몸의 모든 근육을 다 쓰는 행위입니다. 호흡의 과정을 자세히 들여다보면 인간이 숨을 쉬는 동작이 그리 단순하지 않다는 것을 알게 돼요. 숨을 들이쉬는 동시에 횡격막이 확장되면서 가슴이 커지고 복압이 상승되면서 골반도 움직이고 척추도 늘어납니다. 콧구멍이 확장되면서 뇌와 얼굴뼈도 같이 움직이고요. 이 모든 것이 동시에 움직여야 가능한 게 바로 '호흡'이기 때문에 호흡과 결합된 전신운동이 우리 몸에 가장 좋을 수밖에 없습니다.

몸이 틀어진 사람과 바른 사람이 하는 호흡은 다릅니다. 몸이 틀어진 상태에서 억지로 짜내는 호흡은 우리 몸(뇌, 심장, 장기 등)에 스트레스를 줄 수밖에 없어요. 반면 바른 자세에서의 호흡은 우리 몸에 안정을 주기 때문에 틀어진 사람이 바른 호흡을 배워간다면 몸의 밸런스에 매우 좋은 영향을 끼칠 수 있답니다.

우리가 평소에 숨을 쉬면서 내뱉는 '잔 호흡'과 의식적인 '깊은 호흡'이 우리 몸에 영향을 미치는 차이는 큽니다. 깊은 호흡은 하루에 10분만 해도 몸에 큰 변화가 일어나는데, 이를 요가를 통해 하게 되면 굳어 있는 몸도 이완시킬 수 있어서 일석이조예요. 요가를 하는 중간 잠이 온다는 사람도 종종 있는데 졸음이 온다는 건 그만큼 몸이 이완됐다는 증거이기도 합니다.

Exercise Tip ✽ ✽ ✽ ✽ ✽

요가의 대전제인 호흡을 무시하고 고난이도 동작을 억지로 따라 하려고 할 때 부상 위험이 높습니다. 초보자는 힘든 동작을 억지로 하려 하지 말고, 시간을 길게 두고 차근차근, 단계적으로 배워나가는 것이 좋아요!

고등학교 3학년 여름, '공부하려면 체력을 길러야 한다'는 친구의 말에 큰 결심을 하고 헬스장을 간 적이 있어요. 두 달 동안 등교 전 1시간씩 헬스장에서 운동을 했어요. 처음에는 큰 변화를 못 느꼈는데 처음보다 훨씬 에너지가 생긴다는 걸 어렴풋이 느낄 수 있었죠. 그러던 어느 날, 저는 달리기를 그리 잘하는 편이 아니었는데 놀라운 일이 생겼어요. 체력장 오래 달리기에서 다른 친구들보다 반 바퀴나 앞서 결승점을 통과한 거예요. 친구들도 깜짝 놀라고 저도 많이 놀랐습니다. 당시에는 헬스장에 러닝머신이란 게 없었는데, 뛰지 않아도 정확한 호흡으로 근력운동을 하면 심폐기능이 좋아진다는 것을 체득한 셈이었어요. 운동에 호흡보다 중요한 것은 없다고 봐야 합니다.

근육은 균형 있게 발달시켜야 해요

다이어트 상담을 하다 보면 근육량에 대해 관심들이 많습니다.

앞서 계속 강조했지만, 근육을 크게 보이게 만드는 게 우리의 목적이 아니잖아요. 근력, 근지구력, 근육량 등 근육 전체의 에너지가 골고루 발달되어야 하고, 무엇보다 우리는 몸 전체 근육을 균형 있게 발달시키는 게 훨씬 중요합니다. 웨이트 트레이닝으로 전신을 고르고 균형 있게 발달시키면 최고로 좋은 운동이지만, 남들에게 보이기 위해 특정 근육만 키우면 부상 위험도 커지고 근육의 밸런스가 깨지기 때문에 체형적으로는 더 안 좋을 수도 있어요.

예를 들어 사이클 선수는 허벅지 힘이 배드민턴 선수보다 당연히 세겠죠? 하지만 팔 힘은 거꾸로 사이클 선수보다 배드민턴 선수가 셀 거예요. 이렇듯 특정 근육만 키우면 파워는 세지지만, 그 근육이 강하다고 해서 모든 근육의 에너지가 균등하게 유지되는 건 아닙니다.

운동 후 식이요법

운동 때문에 다이어트 상담을 하면서 애를 먹습니다. 2시간씩 열심히 운동하는데 살이 안 빠진다면서 환자들이 하소연을 하거든요. 30분간 조깅해서 소모되는 열량은 150Kcal 정도인데, 만일 과도한 운동으로 허기를 느끼게 되고 그래서 먹게 된다면 오히려 운동을 줄여서 음식을 섭취하지 않는 것이 다이어트에 나을 수도 있어요. 운동을 하는데도 살이 안 빠진다는 환자들에게 이렇게 가이드를 하면, 적절한 운동과 식이조절로 드디어 체중조절에 성공하는 경우가 많습니다. 무조건 안 하던 운동을 하게 된다고 살이 빠지는 것은 아니니 식이요법을 병행해서 효과를 극대화할 수 있도록 해야 해요.

Dr. Lee's Advice

예전에는 근육량을 키우는 게 웨이트 트레이닝의 목적이었는데, 요즘은 근육의 힘과 근지구력을 키우면서 근육의 밸런스를 맞추는 쪽으로 웨이트 트레이닝의 방향이 바뀌었어요. 제대로 된 방향으로 가고 있는 것이죠. 우리가 원하는 건 몸의 전체적인 밸런스와 기본적인 에너지이지, 남들을 이길 수 있는 힘이 아닙니다. 특히 여성들이 운동을 할 때 가장 중요한 것은 전신의 근육을 골고루 자극시키는 거예요. 물론 여기서도 중요한 대전제는 호흡이고요.

잔소리쟁이의 잔소리

날씬해지기 위해서 운동은 필수다.

건강을 위해서도 운동은 필수다.

날씬하고 건강해진 몸을 유지하기 위해서도 운동은 필수다.

대신 운동을 하면서 몸을 다쳐서는 안 된다.

식이조절도 필수다.

운동은 일정한 시간을 투자해야 한다.

운동 전 몸풀기는 필수다.

정확한 자세를 지키지 않으면, 자세를 오히려 망친다.

기술이 필요한 운동은 꼭 코칭을 받자.

배워서 정확한 동작을 한다면,

몸에 무리도 가지 않고, 운동의 효율성도 훨씬 높일 수 있다.

Q 저는 원래 46~48킬로그램을 유지하던 다소 마른 체형의 여성입니다. 이후 나잇살이 조금 쪄서 55킬로그램을 유지하다, 3~4개월 사이에 갑자기 살이 찌더니 현재 62킬로그램이에요. 야식을 많이 먹은 게 문제였던 것 같아요. 그런데 문제는 음식을 좀 적게 먹으면 변비가 와서 대변을 쉽게 보지 못하고, 불면증도 굉장히 심해졌어요. 밤에 자다 두세 번 깨기 일쑤죠. 게다가 생리전증후군도 생겼습니다. 갑자기 살이 쪄서 그런 걸까요?

A 야식으로 인해 급격하게 두어 차례 살이 찐 만큼 몸에 독소가 쌓였을 가능성이 높습니다. 특히 배변을 제대로 하지 못한다면 장 기능에도 문제가 생겼을 거예요. 살을 빼기 위해서는 배변활동이 매우 중요합니다. 단순히 운동이나 식사량을 급격히 줄이기보다

는 우선 림프 해독을 진행한 후 2개월 정도는 여신탕을 먹으며 해독을 진행해야 합니다. 식욕이 줄어들고 배변이 편해지면 단순히 몸무게가 줄어드는 것이 아니라 체지방이 많이 감소되는 걸 느낄 수 있을 거예요. 이후 여신환과 함께 식이요법을 꾸준히 진행한다면 원래 몸무게로 충분히 돌아갈 수 있을 것입니다.

Chapter

5

여신환 다이어트
치료사례

사례 1 : A씨

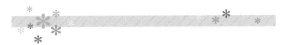

- 프로그램 : 간해독 + 비우장 3개월 + 여신환 3개월 복용
- 치료기간 : 3개월

증상

출산 후 끊임없는 다이어트와 요요를 반복했어요. 매일 2시간씩 걷기운동을 하는데도 체중은 전혀 줄어들 생각을 하지 않습니다. 오전에는 얼굴이 많이 붓고 자주 피곤하며 두통도 심해요.

진단 및 처방

해독이 시급했고 반복되는 다이어트로 지친 몸을 회복해야 했습니다. 2일간 간 해독 진행 후 비우장과 여신환을 3개월 동안 꾸준히 복용하셨습니다. 동시에 자전거와 유산소 운동을 병행한 결과, 3개월 동안 총 체중은 62.3 → 54.6로 7.7킬로그램 감량했고, 체지방은 23 → 14.5로 8.5킬로그램 감량했습니다. 그리고 복부비만률은 0.88 → 0.83으로 줄었습니다.

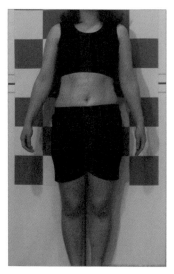

A씨 다이어트 전 모습   A씨 다이어트 후 모습

사례 2 : B씨

- 프로그램 : 슬림 해독 + 여신탕 2개월 + 비우장 + 여신환 1개월
- 치료기간 : 3개월

증상

원래 46~48킬로그램을 유지하던 몸이었는데, 어느 순간부터 야식을 많이 먹게 되면서 체중이 62킬로그램까지 늘어났습니다. 술은 거의 안 먹는 편이었지만 스트레스 때문에 늦은 시간에 자꾸 먹다 보니 피곤하고 살이 점점 불어났어요.

진단 및 처방

수양명경락기능 검사상 교감신경 수치가 높고, 맥과 설진에서도 간기울체가 나타났습니다. 진단상 이런 경우 스트레스성 폭식 경향이 많습니다. 야식으로 정체된 몸을 리셋할 수 있는 슬림 해독을 실시하고, 빠른 감량을 위해 여신탕을 2개월 처방했습니다. 뱃살과 변비 때문에 비우장 처방을 병행했고요.

이후 55킬로그램으로 체중을 감량했지만, 야식 습관을 완벽하게
고치고 체중의 추가적인 감량을 위해 여신환 1개월분을 처방했습
니다. 최종적으로 52.6킬로그램까지 조절이 되었고, 이후 운동과
식이관리를 꾸준히 할 수 있도록 했습니다.

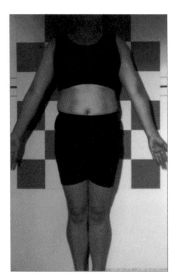
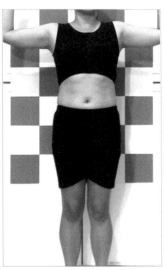

B씨 다이어트 전 모습   B씨 다이어트 후 모습

사례 3 : C씨

- 프로그램 : 간 해독 + 슬림 해독 + 여신탕 + 비우장
- 치료기간 : 2개월

증상

임신 전 다이어트로 63킬로그램을 유지하고 있었는데, 둘째를 출산한 후 1년이 지나고 보니 80.9킬로그램까지 살이 쪄 있었습니다. 제왕절개를 두 번 했습니다. 식욕이 너무 왕성해서, 야식에다 일주일에 2~3회는 술을 마셨는데 나중에는 거의 습관처럼 됐습니다. 음주는 한 번 할 때마다 소주 1병에 맥주 2~3캔은 기본이었고요.

진단 및 처방

과식과 음주로 체중을 증가시켜서 복부비만도와 체지방지수가 매우 높게 나왔습니다. 규칙적인 운동과 절제된 식사를 했다면 애초에 한의원에 내원하지도 않았겠죠?

이런 경우 운동을 정해, 운동에 맞추어 생활리듬을 조절하는 게 좋습니다. 사임당한의원 여신다이어트프로그램은 단순히 약만 먹는 게 아니라 좋은 습관을 가지도록 지도합니다.

야식과 운동부족으로 저하된 순환기능 개선을 위해 슬림 해독을 실시했고, 출산과 음주로 지친 간기능을 조절하기 위해 간 해독을 실시했습니다. 여신탕을 복용하며 동시에 복부비만 개선을 통해 비우장을 처방했습니다. 2개월을 복용하면서 6.7킬로그램을 감량했습니다.

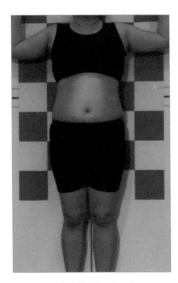
C씨 다이어트 전 모습

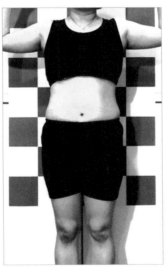
C씨 다이어트 후 모습

사례 4 : D씨

- 프로그램 : 간해독 + 슬림 해독 + 여신탕 2개월
- 치료기간 : 2개월

증상

건강검진을 하면 지방간이라고 합니다. 그런데 야식과 음주를 습관처럼 하고 있어요. 주 2~3회는 술을 마시는데, 한번 마시면 소주 2병 이상은 꼭 마시고요. 술을 마실 때는 물론 안주도 많이 먹는 편입니다. 게다가 평소 운동은 거의 하지 않고, 사무직이라 하루 종일 거의 앉아 있습니다.

진단 및 처방

전형적인 태음인 체형의 남성입니다. 운동량이 적은데 음주에 야식까지 하니 반드시 순환에 문제가 있습니다. 이 경우 해당되는 해독을 모두 하라고 권합니다. 체중증가는 순수지방의 증가만을 의미하지 않습니다. 간 해독, 슬림 해독을 모두 처방하고, 여신탕 2

개월을 처방했습니다.

총 8.3킬로그램을 감량했고, 꼭 필요한 경우가 아니라면 저녁 모임을 가급적 줄이고 식습관도 교정하도록 상담했습니다.

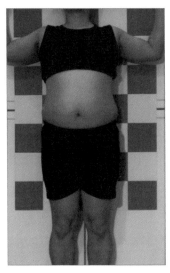 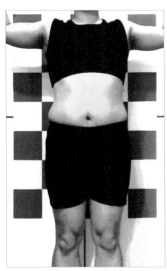

D씨 다이어트 전 모습   D씨 다이어트 후 모습

사례 5 : E씨

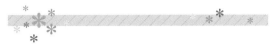

- 프로그램 : 간 해독 + 여신환 + 복부 약침치료
- 치료기간 : 00개월

증상

오랫동안 꾸준히 주 2~3회 요가를 해왔습니다. 그래서 163센티미터에 59킬로그램으로 체지방이 아주 적은 편이에요. 문제는 복부입니다. 주 2~3회 이상 술을 마시다 보니, 복부 비만도가 너무 높아요. 몸을 보면 배만 볼록 나와 있는 꼴입니다. 치료를 받아야 할까요?

진단 및 처방

간 해독과 함께 여신환을 처방했습니다. 무엇보다 이분의 경우 복부의 독소를 정리하는 것이 중요했기 때문에 비우장을 처방했어요. 또한 복부라인을 관리하기 위해 내원을 해서 복부 약침치료를 받도록 처방했습니다. 이후 몰라보게 체형이 좋아졌고, 복부까지 슬림하게 되어 날씬한 몸을 유지하게 되었습니다.

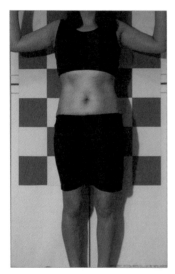
E씨 다이어트 전 모습

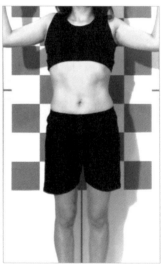
E씨 다이어트 후 모습

사례 6 : F씨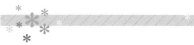

- 프로그램 : 간 해독 + 여신탕 + 비우장
- 치료기간 : 00개월

증상

1년 동안 53킬로그램에서 60킬로그램까지, 7킬로그램이 쪘어요. 음식을 먹으면 잘 체하고 역류성 식도염도 있고요. 변비도 심해서 속이 늘 불편합니다.

진단 및 처방

급격한 체중증가 자체가 스트레스가 된 케이스입니다. 설진과 맥진에서 어혈, 순환불리가 있어서 간 해독을 처방했고, 여신탕과 비우장으로 체중, 복부독소 관리에 들어갔습니다. 이후 꾸준한 관리를 위해 필요할 때마다 여신환을 1회씩 복용하도록 했습니다.

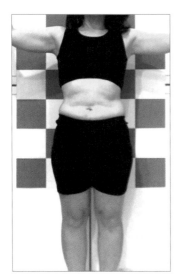
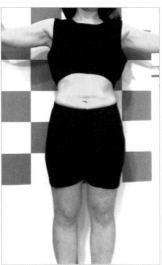

F씨 다이어트 전 모습   F씨 다이어트 후 모습

エピローグ

에 필 로 그

영원히 아름다울 당신에게

'아름답게 살고 싶다'는 욕구는 남녀노소 할 것 없이 모두가 가진 소망일 것입니다. 하지만 아무나 그 소망을 이루지 못하는 것은 결코 그 길이 쉽지만은 않기 때문일 거예요. 하지만 수많은 실패를 한 사람도, 또 지금 그 길에 들어선 사람도, 저는 아주 작은 실행이 시작된다면 그리고 그 실행을 차곡차곡 쌓아나갈 수만 있다면 반드시 성공할 수 있다고 믿습니다. 정말 많은 사람들을 상담했고, 도저히 불가능일 것만 같았던 상황을 극복하며 원하는 몸을 얻고 마음까지 치유하는 케이스를 참 많이 보았습니다. 어쩔 때는 저도 모르게 눈물이 나며 가슴이 벅차오를 때도 있었습니다. 결국 다이어트는 나 자신과의 싸움이기에, 누구도 도와줄 수 없는 그 치열한

エピローグ

순간을 이겨내었다는 사실만으로도 곁에서 그 모습을 지켜본 저에게 큰 감동이 되었기 때문입니다.

이 책에서 소개한 '여신환'은 제가 오랫동안 한의원 원장이라는 이름을 걸고 만들어온 결정체라고 할 수 있을 것입니다. 한 알만 먹으면 갑자기 살이 사라지는 마법을 담은 약은 아니지만, 적어도 '다이어트'라는 것을 고통으로 인식했던 사람들에게 다이어트가 적이 아닌 친구임을, 고통이 아닌 행복의 시작임을 알려줄 수 있는 빠르고 정확한 길이라는 것은 이야기할 수 있습니다. 그만큼 오랫동안 연구했고, 다이어트로 고통받는 사람들의 입장에 서서 그들의 작은 고충까지도 해결하기 위해 고민하고 보완해서 만들어진 결과물일 테니까요. 이것이 이 책을 읽는 분들과 저를 찾아오는 모든 이에게 선물이 되고, 삶의 행복을 되찾는 시작이 되길 바랍니다.

우리의 몸은 스스로 지켜내는 힘을 가지고 있습니다. 내 몸에 대한 관심, 예의를 가져준다면 우리 몸은 언젠가는 가장 아름다운 모습으로 우리에게 보상을 해줄 것입니다. 몸은 단순히 몸이 아니라 우리의 정신과도 연결되어 있어서, 거울을 보며 웃고 있는 나 자신을 발견할 때 더욱 행복하고 긍정적인 생각과 마인드를 가질 수 있게 될 것입니다. 그래서 다이어트는 단순히 체중감량을 목표로 한 것이 아니라고 말하는 것입니다. 그것은 우리가 더욱 행복해지기 위해 평생 가져가야 할 숙제이며, 이 책에서 이야기했듯 평생 함께 가야 하는 친구입니다. 내가 예뻐지기를 응원하고, 내가 자신감을 갖고 사람들과 더불어 살아갈 수 있도록 도와주는, 가장 솔직하고 의리 있는 친구 말입니다.

이 책을 마무리하기까지 긴 시간이 걸렸지만, 도움을 준 모든 분들에게 감사드립니다. 앞으로도 다이어트를 계획하는 수많은 이들에게, 특히 다이어트에 대한 수많은 실패로 상처를 받았음에도 또다시 용기를 내려 하는 멋진 여성들에게, 더 많은 도움이 될 수 있도록 꾸준히 노력해 나갈 것입니다.